帕金森病 与 B1 疗法

黛芙妮·布莱恩 (Daphne Bryan) 博士

翻译
Christene Qing Strong 博士

版权所有 © 2022 黛芙妮·布莱恩 (Daphne Bryan) 博士
保留所有权利。

未经作者许可，不得以任何形式或通过任何电子或机械手段复制本书的任何部分，包括信息存储和检索系统，除非在书评中使用简短引用。

本书仅供教育用途。如果您认为自己可能患有帕金森病，请寻求健康专业人员的帮助。如果您希望尝试本书中概述的B1疗法，请与您的医生讨论。作者不承担任何因直接或间接应用本书中的任何建议而产生的责任、损失或风险。

内容

前言	vii
1. 引言	1
我的故事	2
安东尼奥·科斯坦蒂尼医生（Dr Antonio Costantini）	5
为什么我的医生没听说过这种疗法？	6
2. 科学原理	9
什么是硫胺素？	9
不仅仅是纠正缺失	10
帕金森病和硫胺素之间的联系	12
已发表的研究文章	13
原理	18
副作用	18
展望未来	20
3. 方案	23
使用哪种形式的硫胺素？	24
什么是正确的剂量？	28
维持量	34
服用左旋多巴药物和其他维生素补和硫胺素	35
高剂量硫胺素的安全性	37
无反应者	37
结论	41
4. 病例反馈	43
5. 总结	71

附录	73
使用硫胺素时的症状改善	75
参考文献	81
缩略词	91
有用的网站和地址	93
致谢	95
关于作者	97

我想将这本书献给已故的安东尼奥·科斯坦蒂尼医生，他使用大剂量硫胺素（维生素B1）的方案已经惠及了成千上万的人。他无私地、不计任何财务回报地与全世界的帕金森症患者通信，帮助他们实现了他发现的硫胺素可带来的益处。他真的是一个鼓舞人心而慷慨的人。

本书的所有利润将捐赠给 https://www.gofundme.com/f/high-dose-thiamine-protocol，这是一个正在为将来针对帕金森病的B1研究筹集资金的网站。

前言

根据近期研究*，全球有超过六百万人受到帕金森病的折磨。不论是运动还是非运动方面的症状，都影响着他们及其爱人的生活，而且至今还没有找到治疗此病的确切方法。

2010年，当我在联合国罗马的粮食及农业组织开始我的职业生涯时，我遇到了神经病学家科斯坦蒂尼医生。我当时仍然住在意大利维泰博这个小镇上，每天乘火车往返上班。科斯坦蒂尼医生发现了一个重要发现，但需要支持以提升他的研究水平，并让研究结果被同行评议的医学期刊发表。作为一个科学家，我自然对他的初步发现感到好奇，但由于自己不是医生，我加入他的探索之旅时格外谨慎。然而，当我亲自见到他的第一位病人

---

* 来源：The Lancet, 2018. 帕金森病的负担：全球视角。可在 The Lancet Neurology 查阅《帕金森病的负担：全球视角》。

时，我立刻被深深吸引了。即使是我这样没经验且不具资格的眼睛也无法忽视这位病人在接受高剂量硫胺素（HDT）方案治疗后症状的变化。同样地，我的思维，尤其是我的良心，也不能忽视这种治疗带给数百万病人的潜力，如果他们中即使只有一小部分人能像我面前这位病人那样受益的话。自从那个时刻起，当安东尼奥（科斯坦蒂尼医生）解释了HDT及其效果的理论后，我明白了这个发现不管怎样都需要我们所有人的关注。

接下来的八年左右，我们像在飓风中一样奔走，马拉松般地在笔记本电脑前挣扎，确保及时提交手稿或其修订版本，埋头于同行评议的文章堆中，处理着病人症状评估量的数据表，以及许多旧学派的医学书籍。在这个过程中，我们与来自所有大洲的成千上万名病人进行了互动，他们都在寻求帮助，愿意尝试这种疗法，并与我们分享他们的经验。我们很快意识到我们是这项研究的先锋，和我们一样，那些愿意支持我们、与我们一起作为一个团队合作的病人们，他们被一个共同的目标和共同的目的紧密联系在一起：去了解HDT治疗在多大程度上能够缓解帕金森病的症状，以及这将如何帮助我们进一步了解。

了解帕金森病（PD）的更多情况，让我们更接近找到真正的治愈方法而不仅是治疗方法。

我们这个小团队的科学家没有财力，人力资源也极为有限，不能进行必要的金标准临床试验来验证我们的初步发现，我们只能处理案例报告。随着患者数量的增加，我们也希望与我们合作的从业者和神经科医生的数量能增加，这样，我们在这项追求中取得进展的机会也会增大。不幸的是，我们的愿望并没有实现，除了一位神经科医生，罗伯特·法恩丘医生（Dr. Roberto Fancellu），他仅仅基于他的一名患者不可解释的改善情况加入了我们的团队。

有了法恩丘医生，我们增加了发表的论文数量，以及参加国内外会议的次数，展示我们的工作，并呼吁科学界的支持。尽管我们的所有介入措施都受到了热烈欢迎，握手频频，祝贺连连，但我们很快了解到，在神经科学界，合作精神与争取成功和个人肯定的激烈竞争相比，显得轻如鸿毛。我们不得不自己寻找克服这个问题的方法。

再一次，对于一个来自意大利省级地区的小团队来说，难度无比巨大，但在美国的PD患者的宝贵贡献下，我们在2019年接近迈克尔·J·福克斯基金会，并在次年提交了一个第二阶段临床试验的资金申请提案。我们的努力是显著的，尽管还不足以通过第二轮也是最后一轮的评审阶段，主要是因为我们缺乏一个能够支持我们假设和潜在生物标志物研究的基础设施。至少，这就是评审结果。

科斯坦蒂尼博士在2020年5月去世，他的离世让我们失去了一位不可替代的领袖。虽然他的去世给我们带来了巨大的打击，但我们依然决心延续他的遗志。我们成立了一个基金会，高剂量硫磺疗法基金会（HDT Foundation），来传播我们的工作并增加专业知识以继续他的工作，首先是通过一次gofundme活动来通过一个受信任的渠道筹集资金，用于自愿捐款。在此期间，我们仍然尽力为寻求医学建议的患者提供支持。

当达芙妮·布莱恩（Daphne Bryan）写信给我们，告知她想写这本书的想法时，我们非常高兴能为此作品出一份贡献。这本书对众多受帕金森病困扰的病人来说，是一种关键的信息。通过高剂量硫胺素治疗（HDT），他们得以寻找到心灵的慰藉。尽管面临科学界的批评、怀疑和缺乏支持，我们的目标仍然是实施一项双盲、安慰剂对照的临床试验，以测试HDT在控制PD患者症状方面的效果。我们要感激那些为HDT社区的创立做出贡献的患者和朋友们，通过直接联系和对我们的支持，或通过社交媒体和论坛群组。我们的感激之情无法用言语表达，但还是要说一声，谢谢。

我们希望，通过阅读本书，您将更多地了解HDT疗法，为自己或每天仍然在忍受帕金森病痛苦的六百万人找到益处。然而，我们坚信科学界有责任跟进我们的研究，并响应众多患者的呼声，对硫胺素及帕金森病症状进行公正而彻底的调查。

马可·科朗杰利（Marco Colangeli）理学硕士

HDT基金会科学主任

1. 引言

自詹姆斯·帕金森(James Parkinson)发表《震颤麻痹症论文》(Parkinson 1817)已有200年的时间了。在这篇文章中,他描述了后来以他的名字命名的病症的典型诊断特征。然而,关于这种状况的治疗进展却很缓慢,他期望发现治愈此病或至少减缓疾病进程的方法,这一希望至今仍难以实现。

帕金森氏症是一种进行性神经退行性障碍,其主要的运动症状包括震颤、僵硬、动作迟缓、便秘和平衡问题,非运动症状则包括嗅觉丧失、焦虑、抑郁、冷漠、疲劳、疼痛和睡眠问题。帕金森氏症的神经病理学特征是黑质内的含色素多巴胺能神经元退化,并涉及其他脑核(科斯坦蒂尼等人 2015)。据计算,当一个人意识到出现问题时,黑质内侧腹部的神经元损失已达到68%,尾部区域损失了48%(Kordower等人 2013)。多年以来,左旋多巴（商品名包括Sinemet和Madopar）一直是帕金森氏症治疗的黄金标准和最有效的疗法，替代疗法包括多巴胺激动剂、单胺氧化酶B抑制剂和阿曼他定（Poewe等人2010）。然而，这些药物均无法修复或限制疾病造成的损害，也无法阻止其进展。此外，左旋多巴可能导致副作用，如运动障碍，这些副作用可能比服用左旋多巴以缓解的原始症状更加麻烦。但如果有一种简单、廉价、容易获得的维生素能显著改善症状并减缓疾病呢？

这本书旨在描述一种疗法，它使用了大剂量的硫胺素（维生素B1）。所有患有帕金森病的患者，无论病情进展到哪个阶段，都可以使用这种疗法，而且这种疗法是由一位意大利神经病学家从2011年开始与他的病人成功使用的。但在我讨论这种疗法背后的科学、理论和研究，以及疗法的具体内容之前，我会先介绍我是谁，我为什么要写这本书，以及我自己使用这种疗法的经验。

我的故事

我不是医学从业者。我是一位帕金森患者，在过去的四年半时间里，我成功地使用高剂量硫胺素（维生素B1）大幅改善了我的健康状况。这本书的目的是将关于这一疗法当前可获得的所有信息集中起来，并以清晰的方式呈现出来，使得帕金森患者在他/她的医生支持下能够自行采用这种疗法。本书讨论疗法所用的信息来自三个资源领域。首先，我将介绍科斯坦蒂尼医生给出的建议,他使用这种疗法治疗他得帕金森的病人。其次，我也会提供其他医生和营养学家的相关信息，他们使用高剂量的硫胺素治疗患者以解决各种健康问题。最后，我将包括来自一个庞大的国际群体的轶事账户，这些人使用该疗法治疗他们的帕金森病。

我的故事与这种治疗方法从2017年开始，当时一个朋友给我发了一篇文章，是关于意大利神经学家安东尼奥·科斯坦蒂尼医生，他正在用非常高剂量的维生素B1（也称为硫胺素）治疗他的帕金森患者，并看到他们的症状得到了高达70%的改善。文章还指出，在他用B1治疗患者的五年里，他们的疾病并没有进展。我七年前被诊断出患有帕金森病，并热衷于尽我所能减缓疾病的进展，所以，当我下一次约我的家庭医生和神经医生时，我讨论了这种疗法。虽然他们之前没有意识到高剂量硫胺素被用于帕金森治疗，但他们知道它在治疗正在康复的酒精依赖者中的应用，并且很高兴我服用B1，于是我就购买了一些片剂。我没有期待奇迹。如果说有什么，我觉得这个故事几乎是好得难以置信的，所以我将B1加入我的补充剂堆中，并没有太多考虑，继续我的日常生活。

我的症状中首先得到改善的是疲劳。实际上，我并没有意识到这一改变，只有当我告诉一个朋友我开始了所有新爱好时，我才意识到我一定是精力更充沛了。由于经常伴随帕金森的疲劳，我的生活变得相当受限，但在开始服用B1后，我开始训练合唱团，教授钢琴，学习意大利语和水彩绘画！

我没有注意到接下来的症状有所缓解。我已经做了几年的按摩，在一次预约中，我的治疗师提到，他注意到我的肌肉和软组织有了新的柔软性和弹性。大多数被诊断出帕金森病的人会发现他们的肌肉变得更加僵硬。他们可能开始僵硬地举着脖子和肩膀，面部表情减少，走路时发现摆动手臂更加困难。两年前，我仅仅因为滑倒和笨拙地扭伤了我的肩膀，就折断了上臂顶端的肱骨，我的肌肉紧张到了这个程度。在治疗师指出变化后，朋友们也开始告诉我我的动作变得更快更流畅了。一个朋友指出我现在的微笑"达到了我的眼睛"，然而我对这种变化一无所知。我认为我没有注意到我的症状在缓解，是因为，当一个动作很难做时，你会集中精力去应对如何做出动作，而当一个动作很容易时，你的注意力就会放在动作的最终目标上，而不会注意到你的运动技能是好是坏。

我的焦虑和抑郁也消散了，嗅觉也有所改善。然而，这些症状变化是非常渐进的，可能慢慢展开，耗时三到六个月。在写这篇文章的时候，我已经服用B1四年半了。我看到很多症状消失了，也没有看到病症的真正进展。但我如何确定是b1导致了这些改善？

首先，在我的案例中，我并没有对我的治疗方案做出其他改变。我没有增加我的左旋多巴药物，也没有在这段时间添加任何其他补充剂。由于b1是我唯一做出的改变，所以b1很可能是导致改善的原因。此外，当我暂时停止服用b1时，特别是疲劳这一症状在几天后又回来了。

进一步说，我相信b1是导致我帕金森病变化的原因，是因为发生的是哪种类型的改善。科斯坦蒂尼医生指出，非运动症状，如疲劳、嗅觉丧失、睡眠不好、肠道问题和疼痛，"通常可以通过大剂量硫胺素完全缓解，而到目前为止，没有其他任何疗法证明对非运动症状有类似的效果针"。（www.highdosethiamine.org）但是，神经病学家科斯坦蒂尼医生（Dr Antonio Costantini）是谁呢？

安东尼奥·科斯坦蒂尼医生 （**Dr Antonio Costantini**）

安东尼奥·科斯坦蒂尼医生在意大利维泰博工作。当我第一次读到他的时候，他已经用硫胺素（部分患者是面对面治疗，部分通过电子邮件治疗）治疗超过2700名患者，作为患者标准帕金森药物治疗的辅助疗法。在他治疗这些患者的五年或更长时间里，没有看到疾病的恶化，同时症状的改善也非常显著。他在2013年发表了有关高剂量硫胺素治疗帕金森病的第一篇研究，并在2015年与其他合作者一起发表了一篇更长的研究。除了改善症状外，他的高剂量硫胺素治疗还减少了传统药物治疗时常遇到的副作用，如运动障碍。但是他不仅仅使用高剂量硫胺素治疗帕金森病患者。自2010年以来，他一直在使用这种疗法治疗各种健康问题，并发表了关于研究硫胺素治疗纤维肌痛（科斯坦蒂尼等人2013年E）、本质性震颤（科斯坦蒂尼等人2018年B）、第2型脊髓小脑共济失调（科斯坦蒂尼等人2013年A）、桥本甲状腺炎

（科斯坦蒂尼等人2014年B）、多发性硬化症（科斯坦蒂尼等人2013年C）、簇头痛（科斯坦蒂尼等人2018年A）等的研究。

安东尼奥·科斯坦蒂尼医生除了在意大利与面对面的患者一起工作外，也非常慷慨地抽出时间，通过电子邮件个人指导来自世界各地数百位帕金森病患者，并且完全免费。可悲的是，几年前他在一次手术后遭受了中风，并且在仍在恢复中时感染了COVID-19，2020年5月，他因此病逝。

为什么我的医生没听说过这种疗法？

如果您是第一次听说简单的维生素可以改善药物治疗失败的症状，您可能现在会问 - 为什么我的医生没有告诉我这个？答案可能有两个方面。首先，医生在寻找药物和外科手术解决健康问题方面受过高度训练，而营养学在他们的培训中占的比重非常小。其次，要使一种新的治疗方法被医疗行业接受，有必要产生一个严谨的、双盲的、安慰剂对照的、多基础的研究来支持这个假设。关于高剂量硫胺素疗法的同行评审发表研究已有，但它们要么是初步研究，要么是病例研究。科斯坦蒂尼医生的同事计划了一个大型的、双盲的、安慰剂对照的研究，但到目前为止，他们还没能成功获得执行研究所需的资金。令人难过的是，全世界有大量患有帕金森病的人，他们在与限制生活的症状斗争，如果他们遵循维生素B1疗法，可能会享受到更轻松的生活。我必须在这里补充，意大利团队在网站上有一个"Go Fund Me"页面。

如果有人愿意为他们计划的研究项目捐款，请访问 gofundme。

本章节只是简单介绍了这种疗法。我并不指望仅凭我的个人故事就能说服任何人尝试高剂量硫胺素治疗。第二章将更广泛地审视硫胺素的成功案例，并展示那些研究硫胺素对帕金森病患者影响的成果。将会介绍其作者关于高剂量硫胺素可能对帕金森病患者产生哪些生理效果的理论。第三章的目标是清晰地解释如何采纳这种疗法，第四章将包括那些发现高剂量硫胺素减少了他们症状的人的个人经历，正如一些评论所说，"让他们重新找回生活的乐趣和动力"。

2. 科学原理

本章的目标是探索大剂量硫胺素（HDT）疗法背后的科学原理，理解什么是维生素，它们对身体的影响，以及特别是维生素B1（硫胺素）的作用。我们将考虑硫胺素在该疗法中的使用方式，其安全性，以及它对帕金森病患者产生积极影响的理论基础。最后，讨论将考虑几项已经对帕金森病患者进行了该疗法测试的研究结果。

什么是硫胺素？

维生素B1是B族维生素中的第一个。它最初在1926年被分离出来，并在1936年被合成。维生素是一种机体需要微量的有机化合物，对于维持正常的细胞功能、生长和发育至关重要。人体不能合成的必需营养素，要么完全不能合成，要么不能合成足够的数量，因此必须通过饮食摄取。共有13种必需维生素。维生素A、C、D、E、K以及B族维生素（维生素B1硫胺素、维生素B2核黄素、维生素B3烟酸、维生素B5泛酸、维生素B6、维生素B7生物素、维生素B9叶酸和维生素B12）。B族维生素是八种必需营养素的一组，它们有助于身体将食物转化为能量，这一过程被称为新陈代谢。B族维生素还能生成新的血细胞，并维持健康的皮肤细胞、大脑细胞和其他身体组织。将它们一起称为维生素B复合体。

不仅仅是纠正缺失

高剂量硫胺素治疗使用的剂量远远超出了纠正缺失所需的剂量。朗斯代尔医生（Dr. Derrick Lonsdale）是营养基础疗法的专家，也是100多篇发表论文的作者，其中许多论文讨论的是高剂量硫胺素，他指出使用大剂量的维生素会将其变为药物（Lonsdale 2021年）。对于健康个体，每日推荐的硫胺素摄入量仅为女性1.1毫克，男性1.2毫克（www.mayoclinic.org）。即使对于硫胺素缺乏，建议的每日剂量也只在5毫克至30毫克之间（www.medlineplus.gov）。然而，科斯坦蒂尼医生针对帕金森病的B1方案中使用的治疗剂量可高达每天4000毫克的口服剂量。仅仅解决缺失并不能解释使用高剂量硫胺素时所看到的显著症状改善。如果治疗并不是在纠正缺乏，那么高剂量的B1到底在做什么呢？

人们认为高剂量硫胺素可以影响细胞能量代谢，该代谢已被其他因素干扰或抑制。细胞需要能量才能高效工作。此疗法的理论是，通过使用高剂量硫胺素，能够刺激涉及能量代谢的某些酶，并恢复细胞的代谢功能，使它们能够再次高效工作（Elliot Overton。YouTube频道 -

"超剂量硫胺素：超越解决缺乏的好处"）。酶是身体用作催化剂的一种蛋白质，它们负责加速化学反应的速度。几乎所有已知的人体功能中的反应都需要以酶为驱动力。维生素和矿物质作为特定酶的辅助因子，帮助它们正确工作（"营养与功能性医学"。Elliot Overton www.eonutrition.co.uk）。

科斯坦蒂尼医生对高剂量硫胺素的兴趣始于2011年，当时他治疗了一名患有小脑共济失调2型的男性。在注射高剂量硫胺素后，该男性的疲劳和运动症状有所改善。由此，科斯坦蒂尼医生提出了假设，认为在某些遗传性和神经系统退行性疾病中，症状的发展可能与某个特定区域或多个区域的硫胺素缺失有关。他提出，这可能是由于细胞内硫胺素运输的功能失调或是由于结构酶异常。

他认为功能障碍可能对大剂量的硫胺素（维生素B1）有反应（科斯坦蒂尼等人2013年）。科斯坦蒂尼接下来发表了一系列使用大剂量硫胺素治疗各种健康问题的人类临床试验。这些疾病包括第2型脊髓小脑共济失调（科斯坦蒂尼等人2013年A）、弗里德里希共济失调症（科斯坦蒂尼等人2013年B和科斯坦蒂尼等人2016年C）、多发性硬化症患者的疲劳（科斯坦蒂尼等人2013年C）、炎症性肠病（科斯坦蒂尼等人2013年D）、中风后的疲劳（科斯坦蒂尼等人2014年A）、桥本甲状腺炎（科斯坦蒂尼等人2014年B）、肌张力障碍症（科斯坦蒂尼等人2016年A）、第1型肌张力营养不良症（科斯坦蒂尼等人2016年B）、慢性簇头痛（科斯坦蒂尼等人2018年A）、本质性震颤（科斯坦蒂尼等人2018年B）以及帕金森病（科斯坦蒂尼等人2013年，科斯坦蒂尼等人2015年）。

帕金森病和硫胺素之间的联系

多项研究已经展示了可能将硫胺素（维生素B1）与帕金森病、多巴胺以及神经系统疾病相联系的因素（Lu'o'ng & Nguyen 2012）。硫胺素是参与细胞能量代谢基本路径的酶的辅因子（如转酮糖酶、α-酮酸脱羧酶、丙酮酸脱氢酶、α-酮戊二酸脱氢酶）（科斯坦蒂尼等人 2015）。Mizuno等人（1994）报告称，在帕金森氏病患者的黑质神经元中，硫胺素二磷酸依赖的酶活性降低。Lu'o'ng与Nguyen（2013）指出多项研究显示多巴胺与硫胺素之间存在关系。有一项研究观察了摄入硫胺素缺乏饮食的大鼠，导致它们产生攻击性。当它们被注射多巴胺后，由硫胺素缺乏引起的攻击性得到了抑制（Onodera 1987）。摄入左旋多巴药物治疗的帕金森病患者，显示出脑脊液中的硫胺素二磷酸和总硫胺素的水平显著高于未接受该药物治疗的患者（Jiminez-Jiminez等人1999），进一步显示了硫胺素和多巴胺之间的联系。Sjoquist等人（1988）报告称，硫胺素缺乏会降低纹状体（基底神经节的一个核团）中多巴胺浓度。Gold等人（1998）指出，他们的帕金森病患者中有70%的人血浆硫胺素低，33%的人红细胞硫胺素水平低，进一步展示了硫胺素与帕金森病之间的关系。最后，Merkin-Zaborsky等人（2001）成功地用硫胺素治疗了九名急性神经系统疾病患者。

已发表的研究文章

有三项研究特别关注了高剂量硫胺素（Thiamine）对患有帕金森症（Parkinson's）人群的影响。Lu'ong与Nguyen于2012年的一项美国研究是关于五个案例研究的初步报告，探究高剂量硫胺素对帕金森症患者的影响。意大利的Dr. 科斯坦蒂尼及其同事们是另外两篇发表文章的作者。第一篇（科斯坦蒂尼等人2013年）报告了高剂量硫胺素对三名帕金森症患者的影响。第二篇（科斯坦蒂尼等人2015年）是一项更大规模、更长期的研究，追踪本疗法对50名帕金森症患者的影响，持续时间跨度从95天至831天不等。

Lu'ong和Nguyen的案例研究（2012年）追踪了五名年龄在65至82岁之间，确诊帕金森症3至16年的男性患者。他们呈现出类似的症状：面无表情、眨眼少、颤抖、帕金森氏步态伴随手臂摆动减少，偶尔步态凝滞以及运动迟缓（bradykinesia）。案例4的患者还有发音困难伴随持续流涎的问题，而案例3中，一位68岁的患者，显示出了一些记忆力减退。每一位患者每天都接受了硫胺素注射。对于案例1和5来说，剂量是每天100毫克的硫胺素注射，而对于案例2、3和4来说，是每天200毫克的硫胺素注射。为何选择了不同的剂量，并没有解释。这似乎与他们试验前的硫胺素水平无关，因为案例1的硫胺素水平最低，似乎需要更大剂量，但实际上却接受了较低的注射剂量。而且这似乎也与他们被诊断的时间长短无关，案例5被诊断的时间最长，但也是接受了较低的剂量。

在试验的第四天，五位参与者再次接受了观察，显示出非常显著的改善。所有人的面部僵硬都有所减少，被报道为"微笑"。他们的步行有所改善，步幅变长，手臂摆动增多。看上去，在每个案例中震颤也都有所减少。遗憾的是，研究者们仅限于观察运动症状来评估变化，并没有在可能的非运动症状变化，如疲劳等方面作出评论。

焦虑、脑雾、冷漠、睡眠等，这些现在我们知道有时是维生素B1产生积极效果的早期信号。经过十天，案例2、3和4的患者停用了他们常规的帕金森氏症左旋多巴药物'并未对他们的运动产生任何影响'。案例1和5在随后的研究跟进中失联了。虽然这项研究清楚地表明，帕金森氏症患者可以在很短的时间内对大剂量硫胺素产生非常有利的反应，但它提出了比解答的问题更多。不幸的是，这是一个非常短暂的研究，关于案例2、3和4在十天后的随访期间发生了什么，以及他们是否继续每天注射200毫克硫胺素的信息完全没有。罗氏和阮氏在他们的研究中给予了比科斯坦蒂尼和他的同事在他们的研究中（2013年、2015年）使用的剂量高得多。科斯坦蒂尼发现，并且我个人的经验也告诉我，如果给予的剂量对个体来说太高，症状可能会恶化。这项研究中的患者是否避免了这一点？最后，那些停用帕金森氏症药物的三位参与者，没有药物治疗成功持续了多长时间？

科斯坦蒂尼和他的同事在意大利维泰博工作，他们的病例报告（2013年）涉及三位新诊断的帕金森氏症患者，还未开始使用帕金森氏症药物,包括两名女性和一名男性,年龄在74至79岁之间。首先使用统一帕金森氏症评分量表(UPDRS)对患者进行评估。其中一名患者还使用疲劳严重性量表(FSS)进行了评估。他们每个人都表现出运动迟缓、僵硬、面部表情少且眨眼频率低、走路时臂摆缺乏以及持续的静息状态震颤。他们的总血浆硫胺素水平被检测,并发现处于健康参考范围内。每位患者被开方每周两次肌肉注射100毫克硫胺素。这远远低于罗氏和阮氏使用的每日剂量。科斯坦蒂尼的患者也在B1注射的同时被给予了一小剂量的B群维生素。15天后,对这三名参与者进行了复查。

现在所有三人都显示出正常的肌肉张力,静息震颤减少,走路时臂摆增加。他们的UPDRS分数显示出相当大的症状改善。案例3的疲劳症状几乎完全消退。科斯坦蒂尼得出结论,帕金森氏症的症状表现是由于细胞内硫胺素主动运输功能失调或由于结构性酶异常所致的硫胺素缺乏。他认为硫胺素注射可能在治疗中起作用。

在恢复幸存神经元并限制疾病进展方面,重要的角色是因为硫胺素依赖过程的功能障碍可能是导致多巴胺能和非多巴胺能神经元在帕金森病(科斯坦蒂尼等人2013年,Jhala和Hazell 2011年)中消亡的初级病理途径。科斯坦蒂尼及其同事提到三个"学习要点"。首先,治疗立即可用。第二,文献中没有研究观察到与每日使用高剂量硫胺素有关的副作用。第三,他们的病例报告为帕金森病的治疗打开了一线希望。

科斯坦蒂尼和同事2013年的研究只跟踪了三个病例研究15天。他们2015年的研究旨在提供一个更大且更长期的研究。招募了50名帕金森病患者，33名男性和17名女性。他们的平均年龄为70岁，平均疾病持续时间为七年。七名患者尚未开始服用帕金森病药物。他们在一开始都使用统一帕金森病评分量表(UPDRS)和疲劳严重程度量表(FSS)进行评估。然后他们每周两次通过肌肉注射方式，接受100毫克硫胺素治疗，未对其帕金森病药物或个人治疗进行任何改变。所有患者在治疗后一个月和每三个月重新评估。随访期在95到831天之间。

硫胺素注射治疗使这五十名参与者的运动症状显著改善。这在男性和女性、年轻和年长的患者、服用帕金森病药物的患者和未服用的患者之间没有差异。疾病持续时间确实有所不同，那些患有帕金森病时间较长的患者相较于新诊断的患者有更多的改善。那些在硫胺素治疗前报告疲劳的参与者发现他们的能量水平显著提高。在基线时明显有认知症状的三名患者在随访时认知评分有所改善。患者们在大约三个月的时间内改善，然后在研究的其余时间里保持了这一改进水平。在研究期间，没有一个患者需要增加他们的利多巴剂量，那些在试验开始时没有服用帕金森病药物的患者也没有需要开始服用。没有患者因服用硫胺素而经历不良效应或需要停止治疗。

科斯坦蒂尼指出他2015年研究中存在的局限性，其中最重要的是缺少安慰剂对照环节，尽管如此，他所观察到的临床改善在患者中是持续稳定的。观察时间较长，这暗示着不是安慰剂效应。他还强调引入硫胺素治疗时，并未向患者透露可能的结果信息。此外，为了避免选择偏倚问题，他包括了所有连续到访他科室的帕金森病患者，没有进行筛选。

对于科斯坦蒂尼来说，高剂量硫胺素是辅助治疗，只有在患者已经开始使用帕金森药物的情况下与之共用。在研究期间，尽管患者的症状有非常显著的改善，他也没有尝试让患者停用他们的左旋多巴药物。不同于Lu'o'ng和Nguyen（2012年），科斯坦蒂尼没有宣称硫胺素是一种治愈方法，并且他认为像左旋多巴这样的药物在患者的整体治疗中仍然扮演着重要的角色。他认为，仅仅高剂量硫胺素不足以导致运动症状的完全缓解，除非疾病发作非常近期。他这样认为可能是因为，尽管硫胺素可以恢复幸存的细胞并似乎停止了疾病的发展，但未受疾病侵袭的细胞数量有限，无法替代所有依赖健康的黑质的功能系统（www.highdosethiamine.org）。

Lu'o'ng和Nguyen(2012)及科斯坦蒂尼等人（2013、2015）都给他们的患者使用了"肠外硫胺素"，意味着是通过注射。Lu'o'ng和Nguyen引用了多项研究表明，当口服B1时，肠道会影响对硫胺素的吸收。Pfeiffer（2003）表示胃肠功能障碍在帕金森患者中很常见，可能影响治疗。Baum和Iber（1984）建议尽管年轻人肠道吸收硫胺素足够，但这可能会随着年龄增长而降低。Baker等人（1980）证明，只有肌肉内给药的硫胺素能够纠正60岁以上人群的硫胺素缺乏。正如在接下来的两章中所看到的，口服硫胺素在很多情况下都是推荐的且大体上成功的，即使没有注射剂可用，但剂量需要足够高以应对胃肠吸收问题。

原理

科斯坦蒂尼及其同事（2015年）提出："高剂量硫胺素能改善幸存神经元在黑质区的能量代谢，这可能会导致内源性多巴胺的合成和释放增加，硫胺素依赖性酶的活动增加，或对外源性左旋多巴的更好利用"。初始时，血液中没有硫胺素缺乏。，而硫胺素高剂量对症状的积极影响使得科斯坦蒂尼提出帕金森病症状是神经元硫胺素缺乏的结果，这可能是由于细胞内硫胺素主动运输功能失常或结构酶异常所致。

此外，硫胺素和α-突触核蛋白之间有一个有趣的联系。α-突触核蛋白的突变与早发家族性帕金森病有关，而在帕金森病、路易氏体疾病和其他神经退行性疾病中，这种蛋白会异常聚集（Goedert 2001年）。一项关于硫胺素对α-突触核蛋白影响的研究表明，细胞内硫胺素增加可能会减少α-突触核蛋白的浓度，从而减少其聚集（Brandis等人2006年）。

副作用

科斯坦蒂尼报告称，在2500多名接受硫胺素肌肉注射治疗的患者中，仅出现四例过敏反应（www.highdosethiamine.org）。在科斯坦蒂尼和帕拉关于高剂量硫胺素治疗溃疡性结肠炎和克罗恩病的研究中

（2013年D），一名患者报告了轻度的心动过速，通过减小剂量后解决了问题。一些患者报告了失眠，将最后一次服药时间改为下午5点后，问题得到了解决。纤维肌痛症（科斯坦蒂尼等人2013年E）和多发性硬化症（科斯坦蒂尼等人2013年D）的案例研究中未报告任何副作用。在他们2015年对帕金森病患者使用高剂量硫胺素的研究中，科斯坦蒂尼及同事报道"没有患者经历不良事件或中断治疗，对于用胰岛素治疗的糖尿病患者需要监测的唯一临床问题是血糖水平轻微上升和随后增加的胰岛素剂量"。巴格尔等人（2021年）在其硫胺素治疗IBD疲劳患者的试验中，只发现轻微的副作用。"由于硫胺素是一种水溶性维生素，具有肾脏排泄，对于正常肾功能的患者来说，硫胺素累积的危险是有限的"。

无可争辩的是，尽管这些研究有限，但硫胺素对帕金森病人的症状有显著的影响。科斯坦蒂尼医生共治疗了约4000名患者，他们不断询问他为什么其他神经学家不知道或对硫胺素疗法不感兴趣。他总是回答说他不知道。官方科学仍然说帕金森病的非运动症状是不可治疗的，而科斯坦蒂尼医生则表示，这些症状对HDT治疗的敏感性比运动症状更高。这种疗法不是治愈。在科斯坦蒂尼的文献中，他并没有暗示这一点。然而，对于帕金森病的患者来说，这提供了一个机会，使他们能够生活在以前难以想象的改善的生理和心理状况中。

维生素专家德里克·朗斯代尔医生在2021年写道："使用大剂量的维生素治疗疾病是全新的做法。似乎这个意大利团队已经报告了足够的临床证据，表明良性、无毒,其作用足以'点燃医学界的狂热'。用生命所必需的分子以大剂量作为药物使用的概念无疑需要进一步确认，但忽视这些结果将是荒谬的"。

展望未来

我将用 科斯坦蒂尼 的同事们的话来结束这一章节：神经学家 Roberto Fancel lu 医生，环境科学家 Marco Colangeli 博士，以及护士 Maria I Pala 女士，他们正在努力寻找资金来进行一项全面的研究。

"如今有很多人可以从这种疗法中受益。但要想让世界上的每个患者都通过可信赖的医疗渠道接受高剂量硫胺素治疗，它必须得到美国食品药品管理局（FDA）和欧洲药品管理局（EMA）等各国际药品监管机构的批准。

"只有来自设计良好的临床实验的成功结果，才能满足审批过程的要求。具体来说，我们必须进行一个多地点的、随机的、双盲的、对照安慰剂的试验，包括足够数量的患者并涵盖相应的时间框架。这样的研究需要足够的资金，并持续整个试验期。

"寻找合适的潜在资金来源并向其申请，需要持续的专注和努力。但我们必须接受这一挑战，因为来自严谨临床试验的成功结果将科学地且具有统计意义地证实疗法的有效性，让我们理解并描述其机理，并有可能告诉我们如何进一步提高其疗效。

"为此，我们发起了一个gofundme活动，最终目的是筹集资金推动HDT治疗进入审批流程，并直接向患者、执业者和其他卫生专业人员共享我们到目前为止的经验"。（www.highdosethiamine.org）

本章已经展示了，在目前相对有限的研究中，硫胺素已经被证实对帕金森病的症状有非常显著的积极影响。更重要的是，高剂量硫胺素疗法现在可以立即使用，价格低廉且安全。虽然目前没有可以减缓帕金森病进程或安全改善症状的治疗方法，但这种疗法有很多可取之处，迫切需要一个彻底的研究项目来探索疗法的功效，并微调其采用和使用。帕金森氏症是一个退行性疾病。对于神经科医生、家庭医生和帕金森病护士来说，迫切需要了解这种疗法，并为他们的病人提供尝试这种疗法的机会，对很多人来说，这可能会大大改善他们的生活质量。

3. 方案

本章将旨在解释当前我们所理解的高剂量硫胺素治疗协议。然而，这只能是一个指导。这不是一种适合所有人的治疗方式。患者需要在决定哪种剂量适合自己方面扮演积极的角色。这将需要一些尝试和错误的测试以及耐心。然而，一旦找到正确的剂量，对帕金森氏症患者的潜在改善是相当大的，非常值得尝试。

虽然在这一章中我将直接向帕金森氏症患者发言，但如果可能的话，我建议您与有经验并对该疗法有了解的卫生专业人员一起工作。如果这做不到，至少与您的医生讨论尝试该疗法的愿望。

使用哪种形式的硫胺素？

本书中涉及了三种硫胺素的形式：肌肉注射、口服（盐酸硫胺素）片剂、胶囊或粉剂，以及舌下（放在舌下）硝酸硫胺素片剂。每种形式都有使用上的优劣势，当一个人找到了他们的"正确"剂量时，所有这些形式都可以产生良好的效果。

市场上还有其他的硫胺素衍生物。苯丙硫胺素(Benfotiamine)是脂溶性的。然而，朗斯代尔医生在他的网站上指出（https://www.hormonesmatter.com/navigating-thiamine-supplements/），一份发表的报告表明苯丙硫胺素可能不会进入大脑。大蒜中自然存在的硫胺素（Allithiamine），及其合成对应物TTFD（四氢呋喃基硫胺素）已被朗斯代尔医生广泛用于他对患者的治疗。然而，由于这些衍生物尚未在任何研究帕金森病的影响上进行测试，也没有出现在可用的成功病例中，目前不可能就它们在帕金森病中的使用提供建议。

肌肉注射

在上一章讨论的研究中，硫胺素是通过肌肉注射给予的。通过注射摄入B1的两个优点是症状改善似乎出现得很快，对于有吞咽问题的人来说，这是一种更安全的摄入硫胺素的方式。

然而，对于许多患者来说，他们的健康专业人员无法定期进行注射，很少有人受过自行注射的训练。科斯坦蒂尼博士还指出了一种禁忌，即对于那些正在接受抗凝剂治疗的患者（例如，华法林、新通络），他们建议不使用硫胺素注射，因为可能会引起血肿。

<u>口服硫胺素盐酸盐</u>

作为注射的替代方案，科斯坦蒂尼医生推荐使用口服硫胺素。他强调应该使用B_1盐酸盐（HCL），而不是B_1单硝酸盐（B_1 mononitrate）。这两者都是合成维生素，但B_1盐酸盐更易溶于水，因此不太可能在体内积累。虽然低水平的硫胺素单硝酸盐不太可能引起严重问题，但当高剂量摄入硫胺素时，存在于硫胺素单硝酸盐分子中的硝酸基团可能会在肾脏中积累，并通过形成不溶的硝酸化合物而导致肾结石。

使用口服硫胺素盐酸盐的优势在于它易于获得，有多种产品可供选择，包括片剂、胶囊或粉末。大多数人使用的是每片或每胶囊500毫克的。确保它是"盐酸盐"版本，且不含有其他补充剂。有些B_1片剂/胶囊还含有镁，应避免这些产品，以防镁摄入过量。

然而，口服硫胺素也有缺点。片剂/胶囊在被吸收之前要通过身体的很长一段旅程。它被吞下，然后经过消化，并通过胃肠系统的内衬被吸收，进入循环系统的最小血管，然后扩散到全身。因此，为了确保硫胺素能够正常工作，它必须能够耐受胃内的强酸性环境，穿过肠道细胞的内衬，并在到达身体其余部分之前抵抗肝脏的过滤或排除。(https://compoundingrxusa.com/blog/compounding-sublingual-medications/)

因此，口服B1须服用相当高的剂量，可能需要多个片剂或胶囊才能达到预期的每日剂量。由于一些人发现在下午晚些时候或晚上服用B1会干扰睡眠，因此应将剂量分开服用，一半在早餐时服用，有无餐均可，其余一半在午餐时服用，有无餐均可；或者，也可以选择将全部剂量都在早晨服用。

科斯坦蒂尼医生建议口服剂型不应该与果汁一起服用，而应该只用水服用。一些营养学家还建议应避免咖啡和茶，因为它们含有单宁酸，这种物质可以与硫胺素反应，将其转化为身体难以吸收的形式。其他人认为，只有在饮食中维生素C含量低时，咖啡和茶与硫胺素之间的相互作用才重要。维生素C似乎可以防止咖啡和茶中的单宁酸与硫胺素之间的相互作用（medlineplus.gov）。然而，考虑到所服用的硫胺素剂量很大，对于茶和咖啡的问题可能并不相关。如果有顾虑，可以选择在喝茶或咖啡一个小时前或后服用B1。

<u>舌下片</u>

不需要注射或服用大量片剂或胶囊的一种硫胺素剂型是舌下B1片。当科斯坦蒂尼医生指导他的患者时，意大利还没有这种形式，因此他也没有提及。

舌下B1片是通过将其放在舌下，在舌下的粘膜上迅速溶解，并直接进入舌下的微小血管。舌下片因此具有更可预测的效力。当口服药物在暴露于胃酸和肝脏过滤后通常会降低效能时，如果正确服用，舌下片则直接将全部药物量释放进入血液中，因此所需剂量显著减少。

舌下含片对于那些有吞咽困难和/或消化问题的人来说，也是一种更好的剂型。这种片剂味道相当苦涩，但大多数患者发现经过几天的使用后，这种苦味变得不那么明显了。

然而，正确服用舌下含片是非常重要的，建议遵循以下程序：

1. 早上起床第一件事先喝一杯水（在清洁牙齿、饮食或吃任何东西之前）。这样可以确保有足够的唾液来溶解片剂。
2. 等待十分钟。
3. 小心地将含片放在舌下。它会很快溶解。尽量不要吞咽。
4. 至少在30到45分钟内不要吃东西、喝水或清洁牙齿。食物或液体会冲走部分药量。在服用含片的前两小时和后两小时不要吸烟或嚼烟草。这两者都会妨碍口腔粘膜正确吸收药物。

市场上有好几种宣称是舌下含片的产品，仅因为它们能够溶解。据我所知，目前唯一可用的舌下B1片剂是由"Superior Source"制造的。这种片剂是由硝酸硫胺素复合而成的，尽管我们曾解释说不建议口服硝酸硫胺素，但通过舌下方式服用应该是相当安全的，因为它不会通过消化系统，并且其用量比口服硫胺素要小得多。

在书籍后面的"Useful Addresses（有用的链接）"中，可以找到销售各种形式硫胺素的网站。

什么是正确的剂量？

遗憾的是，对于这个问题没有一个快速或简单的答案，因为所需的剂量是因人而异。剂量可能会因体重、疾病持续时间、症状严重度以及目前尚未知道的因素而有所不同。不过，我们知道，如果摄入的维生素B1不够，将不会有任何改善；如果摄入过多，则会有症状暂时性恶化，但通过停止服用B1一到两周并以较低剂量重新开始，可以很快得到纠正。在研究厘清指导个体剂量的成分之前，问题必须通过反复试验来解决。然而，我的目的在于提供一些建议与指导，希望能帮助更容易地找到正确的剂量。

应该服用多少剂量？

注射和舌下给药形式的硫胺素所需剂量与口服形式相比，变化幅度似乎没有那么大，前者在改善症状方面表现出一致性。我下面推荐的注射和舌下给药的剂量是人们发现有效的最终剂量，而我对口服形式推荐的起始剂量仅仅是一个起点，在监测症状时开始服用的剂量。

最初，科斯坦蒂尼医生推荐口服HCL的治疗剂量在2000毫克到4000毫克之间。然而，通过电子邮件与全球各地的病人合作时，他注意到，来自盎格鲁-撒克逊血统的病人（北欧和美国）和非洲人需要较小的剂量就能达到与他的意大利病人相同的临床效果。在帕金森论坛（https://healthunlocked.com/cure-parkinsons）上，人们使用的成功剂量平均范围似乎在1500毫克到2500毫克之间，但无论如何，最好从低剂量开始，以检查是否对硫胺素过敏，并看看低剂量是否可能更适合你。实际上，两个人已经在第四章中分享了他们的经历，发现对他们产生积极效果的口服剂量是低于200毫克的剂量。

建议的各种形式硫胺素的起始剂量 -

每周2次，每次25毫克（或每周1次50毫克）的肌肉注射溶液

每天200毫克口服硫胺素 盐酸盐（HCL）（或可能每天两次，每次100毫克，早上100毫克，午餐时100毫克）

每周一、三、五各1次，每次50毫克的舌下B1（或每天1次25毫克）

这些剂量并不等效。由于口服形式的效力很大程度上取决于个人的胃肠功能和吸收营养的能力，无法建议相应的效力比较。因此，这些只是开始试用的建议。对于某些人来说，即使这些低剂量也可能过高，因此要警惕过量症状的可能性。成功的口服剂量范围通常很广（每天100毫克至4000毫克），但令人满意的肌肉注射剂量似乎要么是每周1次50毫克，要么是每周2次50毫克。到目前为止，收集到的舌下成功剂量很少，但每天1次25毫克是初步成功的剂量之一，包括我自己也是如此。每天超过一片100毫克的药片可能是不必要的。随着时间的推移，我需要减少剂量以避免过量症状，现在每周只服用2次12.5毫克的舌下片。

监测症状

你怎么知道达到了正确的剂量？非常简单，当症状改善时。然而，我从个人经验知道，很容易错过这些变化。因此，为了确保您不会错过改善的迹象，我建议您考虑使用以下一个或多个监测方法。

科斯坦蒂尼医生喜欢测试他的病人对一种叫做"拉拽测试"的反应。执行此测试的指南如下：

1. 受试者舒适地站立，脚与肩同宽，眼睛睁开。
2. 检查员站在受试者后面。
3. 受试者被指示要尽一切努力不摔倒，并被告知如果他们摔倒了，检查员会接住他们。

4. 检查员突然对受试者的肩膀施以短暂的向后拉拽，力量足以使受试者需要重新获得平衡。受试者不会被告知这次拉拽何时会发生。

然后计算恢复平衡所需的步骤数。对于拉拽测试的正常反应，人要么保持稳定，要么向后退一两步以避免跌倒。然而，帕金森病患者通常需要更多步骤才能恢复，或者可能需要协助才能防止跌倒。

科斯坦蒂尼医生会将拉拽测试的正常化作为找到正确剂量的迹象。在正确的剂量下，可能需要长达一个月的时间，拉拽测试才会正常化。在科斯坦蒂尼医生看来，帕金森药物并不改善这项测试，只有B_1才有效。

你会在YouTube上找到短视频，显示科斯坦蒂尼医生进行一些与他病人的拉拽测试，以下是视频标题：

MARCO P PD 两年后胸椎手术 https://youtu.be/yyts9USMTos

病人18 PD6拉拽测试 https://youtu.be/YEejV3NmY98

PZ1 二月 https://youtu.be/IPxxkCZJbyo

做"之前"和"之后"视频是个好主意，记录你自己说话、行走以及进行拉力测试的情况。进步可能是如此渐进，以至于即使是与你同住的人也可能没有注意到这些微妙的变化。视频提供了一种机会，在较长的时间内观察和比较，当你意识到差异的程度时，往往会感到惊讶。

另一种监测改善的方法是填写被称为"统一帕金森病评分量表"（Unified Parkinson's Disease Rating Scale，简称UPDRS）的问卷。这个问卷可以在这个网址找到：https://www.mdapp.co/unified-parkinson-s-disease-rating-scale-updrs-calculator-523/

这个量表是一个用来衡量患者帕金森病症状的评分工具。每周填写一次将是一种非常彻底的监测变化的方法。

简单地保持一本日记，并选择一些症状来进行评分，也会有所帮助。或者，你可以请你的朋友们、家人或任何经常见到你并且很了解你的人来告诉你，他们是否认为你看上去更好了。不要期望立即自己认识到变化。这些变化是如此缓慢和最初如此微妙，以至于很容易被忽略。这可能意味着你会认为剂量对你没有任何作用，并且过早地增加到更高的剂量。

识别过量症状

B1剂量对你过高的迹象可能是症状的恶化。也许你的便秘，最初有所改善的，又返回了，或者一只肩膀再次疼痛，或是你的震颤似乎变得更糟，或者可能出现了一个新的症状。通常人们会形容感到不安或有无法解释的焦虑。有人说这就像喝了太多咖啡的感觉。那天我在看我的小孙子玩上紧发条的玩具。如果他只转动上发条一半小玩具开了一会儿就停下来。如果他转动上弦器转到不能再转的地步，玩具就会疯狂地嗡嗡转动，直到所有的能量耗尽为止。在很多方面，这可以描述我的低剂量和超量信号！

如果你怀疑B1剂量对你来说太高，请立即停用1-2周或直到症状减轻，然后在短暂休息后以低剂量重新开始B1。

要有耐心

在每个剂量水平上允许足够的时间以待改善出现是很重要的。有些人到少六周才注意到任何变化。你需要在每个剂量水平上至少保持两个星期，我会推荐四到六周以确保有足够的时间让改进出现并能被注意到。如果你体重较轻和/或近期被诊断，你可能会定在一个较低的剂量。相反的，如果你的体重较重和/或你的症状相当严重，你可能需要更高的剂量。浏览第4章的个人经验会显示使用口服硫胺素HCL时，人们发现的有效剂量有相当大的变化。

不要搅浑水

同时尝试多种看起来有希望的疗法往往很诱人。你可以理解地急于改善，你觉得只要有什么东西能让你变好就没有关系。然而，因为只有当你找到正确的剂量，B_1才会有益，你需要明确知道是什么（如果有的话）影响了你的症状。因此，当你测试B_1时，在你为自己确定正确的B_1剂量前，请不要增加你的药物、增加其他补充剂，或以其他任何方式改变你的治疗方案。

维持量

当你找到了适合你的剂量，并且已经产生了一些症状改善时，保持这个剂量，并耐心等待。达到改善的高峰可能需要三到六个月的时间。

暂停B_1的使用

长期使用正确剂量的B_1时，有两个问题需要讨论。一个是关于暂时停用B_1。特别是在肌肉注射的情况下，科斯坦蒂尼医生发现，一旦他的病人病情稳定，每两到三个月休息一周是个好主意。如果剂量有点太高，这可以清除任何过量影响。不管采取哪种形式的硫胺素，如果出现之前描述的过量症状，那么停用B1直到症状消失是个好主意。

暂停应该持续多久？尽管通过服用B1获得的大多数症状改善可以在几个月的休息期间持续，但很多人发现疲劳在非常短的休息后会返回。所以作为一个大致的指导，我会建议在症状恶化或感到焦虑或不安时停用B1，并且一旦疲劳重新出现就再次开始服用B1。大多数长期使用B1的用户都会了解自己过量或剂量不足的迹象。

<u>随着时间调整剂量</u>

在维持期，当你找到了正确的剂量，很可能在休息后回到这个剂量，而不会再出现过量的症状，继续长时间使用。然而，如果过量症状在短时间内再次发生，可能需要重新调整你最初的'正确剂量'。尽管科斯坦蒂尼医生建议一旦找到正确剂量就不要变。在下一章的几个个人故事中，有人谈到需要调整他们最初的剂量来保持之前的效果。

服用左旋多巴药物和其他维生素补和硫胺素

患者应继续服用常规的帕金森病药物，事实上，科斯坦蒂尼医生发现硫胺素能够提高传统帕金森病（PD）药物的效果。根据科斯坦蒂尼医生的观点，高剂量硫胺素疗法（HDT疗法）不是治愈帕金森病的方法，但据目前所理解的，它是一个与左旋多巴疗法一起使用的辅助治疗措施，如果已经被开处方的话，帕金森病药物的剂量不应被更改，除非你的专家建议这样做。

科斯坦蒂尼医生还建议添加其他B族维生素，包括叶酸，不过他建议在找到B1的正确剂量之前不要添加这些。这是因为多种维生素化合物可能含有维生素B6，B6是外周羧化酶的助推器。在帕金森病患者中，这可能会干扰达到大脑的左旋多巴的量，从而加剧症状。通常，左旋多巴化合物中包含这种作用的抑制剂。然而，由于即使在抑制剂存在的情况下也可能会发生这种干扰，因此我们无法判断是否找到了最佳的B1剂量。

在找到正确剂量后，科斯坦蒂尼医生还建议添加少量的镁。镁对于细胞内硫胺素的激活是必须的，并且是多种酶活动的辅因子。科斯坦蒂尼医生建议服用一种缓释型的镁片（375毫克），每周只需服用两次（www.highdosethiamine.org）。

在找到正确剂量之前，更好的选择是在开始B1治疗前2-4周开始服用B族复合维生素和镁。通过这种方式，它们的添加不会影响找到最佳B1剂量。

高剂量硫胺素的安全性

高剂量的硫胺素是安全的（科斯坦蒂尼等人，2015年），而且文献中甚至没有提及即使在高剂量或长时间使用的情况下也不会有不良的硫胺素相关效应。（Smithline等人，2012年和Meador等人，1993年）。

无反应者

目前，我们尚未完全理解硫胺素和帕金森病之间的相互作用导致症状改善。在筹得资金进行彻底深入研究之前，我们只能限于理论和假设。或许，当我们有可能理解为何一些患有帕金森病的人对大剂量硫胺素有如此良好反应时，我们也能理解为何对其他人似乎效果不佳。意大利研究团队计划的双盲试验的一个重要目标是，跟踪治疗组是否存有生物标志物，绘制出导致特定结果的生理代谢途径。

科斯坦蒂尼博士表示，他没有遇到任何对硫胺素治疗没有反应的患者。然而，在帕金森病论坛（www.healthunlocked.com）和Facebook群组"帕金森病B1疗法"（https://www.facebook.com/groups/parkinsonsb1therapy/?ref=share）中，有没有作用的病例。我想指出一些原因 为什么对某些人来说，B1疗法到目前为止没有带来症状的改善。

稳扎稳扣

人们在热切期待改善的时候，常犯的一个错误是过快地提高剂量水平，没有给任何剂量水平展现症状改进的时间。尽管使用注射方法时，积极效果可能会很快出现，但口服和舌下给药方式可能需要几个月的时间。我会建议在每一个剂量上停留六周，以彻底测试一个水平，然后再增加到下一个剂量。

无法意识到事物正在变化

很多时候改善可能会被误解，因为有些人没有准备好去留意早期症状变化的微妙之处，并且在认为没有任何改进的情况下增加剂量。通常，人们并不会注意到自己的变化，就像我起初也没有注意到一样。经常是配偶或朋友指出了变化。

当科斯坦蒂尼医生的患者评论说变化不大时，他很失望，因为他能看到很大的变化。他在每次访问时都会为每位患者的震颤、行走和拉力测试拍摄简短的视频，这样在下次访问时他就能展示之前的视频进行比较。一位患者说，当他一年后回顾他的视频时，他简直不敢相信自己的眼睛，没意识到有那么多的改善。

给药错误

舌下含服B1常见的一个问题是，片剂没有正确服用。我遇到过嚼碎并吞咽它们的人，也有少数人吐出溶解的片剂！如上面的说明所述，片剂需要放在舌下，并给予充足的时间溶解，穿过皮肤并进入血流。在它有机会这样做之前，应尽一切努力不去吞咽它，溶解的片剂绝对不应该被吐出！

何时停止增加剂量

有些人注意到了小的改善，认为如果他们服用更多的硫胺素，就会看到更大的改善。如果在你看到任何症状恢复后增加你的剂量，你很可能会因为过量服用而导致症状恶化。

误解恶化症状

当尝试找出正确的维生素B1剂量时，人们可能会误解症状恶化的原因。首先，他们可能认为自己需要更高剂量的B1。我们习惯于在症状恶化时增加药物剂量。我们在帕金森药物治疗时这么做，头痛时也采取同样的原则。然而，B1剂量并非如此。更多并不一定更好。症状恶化可能是过量的迹象，因此需要减少剂量或暂停使用。其次，人们可能不会将症状恶化与B1联系起来，反而归咎于他们的帕金森病的自然进展，并假设他们需要增加帕金森病药物的剂量。实际上，科斯坦蒂尼医生相信，一旦患者确定了正确的硫胺素剂量，并且通过拉力测试反应良好、症状明显减轻，这个人就永远不需要增加其他PD药物如左多巴的剂量。因此，如果在服用B1时出现症状恶化，首先应怀疑B1过量，并停止服用1-2周，看症状是否有所改善。

胃肠功能障碍

在第二章，我提到了研究表明胃肠功能障碍在帕金森病患者中很常见，并且这可能会影响治疗干预（Pfeiffer 2003）。同样，年龄也会影响硫胺素的肠道吸收（Baum & Iber 1984, Baker et al 1980）。因此，这可能会降低口服硫胺素对某些人的效果，这些人或许会发现通过注射或舌下片剂更有效。

其他营养素

营养学家埃利奥特·奥弗顿在一封私人邮件中向我提出，一些B1"没有作用的人"可能没有充分重视其他营养素。他认为，在许多情况下，如果不注意其他补养品就大剂量服用硫胺素，可能会导致吸收不了或无效。因对硫胺素研究而闻名的德里克·隆斯代尔医生也支持这种方法。

欧弗顿提到，当服用高剂量硫胺素时，会导致缺乏的其他营养素包括镁、偶尔会是钾，以及核黄素和其它B族维生素。科斯坦蒂尼医生在他的方案中也包括了其它营养素，但采取了更为保守的方法，给他的患者在接受B1注射的日子里小剂量的其它B族维生素。他还推荐低剂量的镁（每周两次375毫克缓释片剂），在确定了合适的硫胺素剂量后服用。

结论

在这一章的结尾，我本希望能给出一份高剂量硫胺素（维生素B1）治疗方案的"快速启动"四步法。但是，由于这个方案每一步都需要深入了解，简化说明可能会造成混淆和误解。因此，你仍然需要阅读整个章节，不过作为提醒，以下是你开始治疗需要做的简要指南：

- 选择你想使用的硫胺素形式并购买。
- 收集监测装备——制作视频，填写UPDRS（帕金森病评分标准），开始记日记。
- 决定你将从哪个剂量开始服用。
- 监测，监测，再监测。

4. 病例反馈

在写作本书的过程中，我邀请了尝试这种疗法的帕金森病患者们撰写他们的经历，而这一章展示了那些回复我们的一些人的叙述。当然，这些故事并不代表所有通过服用维生素B1（不论是硫胺素的形态、经验还是剂量）的人群中比例均衡的代表。我必须强调，出于必要，许多人是独自工作，没有得到了解这种疗法的卫生专业人士的建议和指导。这些故事是轶事性的。它们并不一定代表接近这种疗法的理想方式。然而，我还是将它们包括在内，因为作为一个社会，我们喜欢了解他人的经验，而且从中我们可以获得信息、心理安慰、指导、想法、灵感以及更多。

我对叙述进行了编号，以便更容易参考。它们出现的顺序并没有特别的意义，仅仅是按照它们被收到的顺序而已。这些故事是在2021年10月到2022年1月间收集的。想想真是令人惊奇，科斯坦蒂尼医生曾在意大利工作，但即使是在他去世之后，他的疗法还在继续惠及在这里写作的来自澳大利亚、丹麦、法国、新西兰、瑞典、瑞士、菲律宾、英国和美国的人们。

这些故事多数来自于服用口服盐酸硫胺素的患者。这并非因为口服硫胺素以任何方式比其他形式更成功，而只是因为它是最常见的使用形式。维生素B1有多种形式，但口服维生素B1因为当注射不是很多人的选择时成为使用最普遍的形式，而B1盐酸盐（HCL）又很容易获得。我在第一章的故事讲的是我对舌下吸收维生素B1的经历。最近，我一直在脸书（FaceBook）和帕金森病论坛（Parkinson's forum）上发帖，讨论使用舌下吸收形式的维生素B1，并且因此，越来越多的人开始使用这种形式（#22, #25）。这儿只有一个人使用注射（#13）。还有一个人讲述了她的丈夫即使在低剂量的口服HCL上也立即出现过量症状，但最终他们发现低剂量的口服B1单硝酸盐（B1 mononitrate)取得了成功（#27）。在这些记录中，使用B1的时间差异很大，有一个使用了六年的，而其他人则分享了他们刚开始几周后初期改善的兴奋。

在他们的记录中，人们列出了受B1影响的多种症状。在书后的附录1中，你可以阅读到由B1用户发送到帕金森病论坛（https://healthunlocked.com/cure-parkinsons）的更全面的症状改善病例。

这些记录中有两件事显得格外突出，一是人们试图寻找可以改善健康状况的东西时表现出的决心和失败后再次尝试的努力，二是当他们描述自己的改善时所显示出的喜悦和感激。

#1 美国俄勒冈的Anya写道...

我的症状始于2011年，表现为疲劳和穿鞋时左脚的不适。2012年初，我的左腿拖行严重影响了我的远足探险活动，紧接着不久我的脚趾疼痛并弯曲，同只脚的脚趾也出现了轻微的抽动。当时我忙于照顾父母，所以一直忽略我的症状，直到我无法再正常工作。在2015年被诊断出来后，我多数时间都睡过去了，需要用拐杖（或者两根）才能够走路。

2017年我偶然发现了Health Unlocked（帕金森病论坛-https://healthunlocked.com/cure-parkinsons）并决定尝试高剂量硫胺素疗法。我在第一个月内就感到了改善。我的精力开始恢复，脚趾弯曲的情况有所减轻，我可以轻松行走而不需要拐杖。几个月后，我的腿拖行的情况消失了（当我非常累时会再次出现）。虽然我仍然有震颤，但我的生活因为维生素B1而有了巨大的改善。我已经使用它接近四年了。我开始的剂量是每天500毫克。每10天我就增加500毫克，直到稳定在3.5克。我在这个剂量上保持良好大约18个月，然后症状恶化。之后我将B-1减少到每天1000毫克，并添加镁来预防肌肉痉挛。虽然我对左旋多巴的需求没有减少，但在3年半的时间里也没有增加。

我现在依旧活跃独立地生活。我确信，如果没有B-1，我现在可能已经坐在轮椅上了。

#2 来自英国的Kia写道…

我已经服用B1（每天3克，分剂服用）将近4年4个月，并未出现任何副作用。在开始服用B1的最初几个月内，我几乎所有非运动症状都消失了。我主要表现为僵硬，B1并不能完全解决我的肌张力障碍。我不得不开始使用小剂量的Sinemet，并进行一些肌张力障碍恢复训练来消除我的肌张力障碍。

#3 来自美国佛罗里达的Rob写道…

我仍然在用B1。它并不是黑白分明的差异。我认为我得到的好处更多在于减缓进展和预防方面。虽然我始终步履缓慢，但从未感受到左旋多巴的副作用，不过无论如何，我似乎从没出现过副作用。我想你可以说，我更多地是出于预防性维护而服用左旋多巴。仅供记录，我每天服用2000毫克，尽管在我和科斯坦蒂尼医生合作寻找最佳剂量时，这个剂量从1000毫克变化到4000毫克。正如好医生指导的那样，我每隔几个月就停药一个月。

#4 来自美国的Jay写道…

自2018年3月起，我一直不间断地服用高剂量硫胺素。在最初的一两周内，我注意到我的肠蠕动恢复正常，此前由于排便缓慢和便秘，我的肠蠕动已经变得迟缓。在第三和第四个月之间，我明显感觉到我的震颤和运动障碍有所改善。这些改善一直持续到现在。在开始服用一些较高剂量后，我最终决定每天两次，每次服用500毫克。前一段时间我把剂量减少到每天一次500毫克。

#5 来自英国的Roger写道…

在出现了僵直发作、震颤和休息时腿部显著抽搐的情况下去看神经科医生（此前已被诊断患有周围神经病变），神经科医生表示我没有帕金森氏病，而是有一种神经运动障碍，并未提供治疗。因为症状在恶化，我能看出它们将会影响生活，所以我决定自己进行调查。我通过健康解锁（health unlocked）平台，发现了科斯坦蒂尼医生和他的追随者们，并得知他们推荐高剂量的维生素B1。我对此持高度怀疑态度，但在确认服用高剂量不太可能是危险的后，我想给它一个尝试。我从亚马逊购买了Solgar牌维生素B1，并开始每天服用4克（4000毫克）。在我开始服用B1之前，我的症状每天都会发生，但在两周内，僵直发作停止了，震颤和抽搐也显著减少，只剩下轻微问题。我还是不相信服用一种维生素会有如此显著的效果，所以我停止了维生素的摄入。几天后，症状逐渐回归，于是我连续14个月每天服用高剂量。在这段时间里，我只有非常轻微的震颤和抽搐。然而，在14个月之后症状开始恶化，所以，在咨询了科斯坦蒂尼团队后，我逐渐减少剂量，到了现在几乎不用服用维生素，尽管我的症状又开始出现了。我不确定接下来该怎么办，但我已经实现了两年没有症状的自由，就我而言，这一直是一个奇迹般的治愈。我无法相信这对所有人都有效，但肯定值得一试。

#6 来自内布拉斯加州的卡罗尔写道……

我从2019年1月开始用B1。在科斯坦蒂尼医生生病之前，我与他有过通信。他让我开始服用1000毫克。我遇到了严重的焦虑和紧张不安。他建议调整到500毫克。反应依旧。后来他生病了，无法再回复我的消息。我减到了100毫克，并且从那时起一直保持这个剂量。我确实试过几次200毫克，但总是回到100毫克。我的嗅觉恢复了，平衡感提升了，我的书写回到了正常。

#7 来自美国的约翰写道……

我在2018年3月开始进行高剂量疗法，被诊断出疾病是一年前的事了。我当时不相信，但出于绝望，我还是尝试了一下。它解决了我所有的非运动问题。一个月后我感到了改善，但三个月后效果非常稳定。我最初的剂量是一天2克，早上8点1克，下午2点1克。我曾经尝试了4克，但我的血压变得非常疯狂。（我以前从未有过血压问题）。现在我已经持续每天1克服用大约2年了，午饭后吃。我使用的是Solgar的片剂，我会用巧克力咀嚼它们。我也尝试过Vitacost的胶囊，但我不喜欢吞咽它们。

尽管我有HDT，我仍然能继续工作。2018年，我差点放弃了。

#8 来自英国的Lyn写道…

我的妈妈服用B1已经10周了，昨天，真是大不同！她一下子就从沙发中间站起来了。她看起来精力充沛，并说在那之前的那天，她感觉真的很好，走路也容易多了。她每天服用2次，每次500毫克。

#9 来自新罕布什尔州/美国的Deb写道…

我的名字是Deb，我是帕金森病患者，2015年我57岁时被诊断出来。我的症状开始是锤状趾，造成了很多伤害，我需要进行几次手术，最后在3个脚趾中植入了螺丝。PD（帕金森病）迅速进展，在几年内我无法在没有支持的情况下行走或站立，不能驾驶，几乎不能自己穿衣，仅仅是洗个澡就会让我筋疲力尽。所有类型的PD药物都会造成严重的副作用，包括Sinemet。2018年12月，在我最后一次与运动障碍专家会诊时，我被告知我的唯一选择是接受DBS（深部脑刺激）脑部手术，并安排开始审批过程。

在恐慌中，我加紧了在线寻找其他选择的步伐，我偶然间找到了一个脸书小组（帕金森病斗士团结起来），他们在讨论高剂量硫胺素治疗，并且成员们报告说他们的PD症状有了大幅度的减轻。而且这种治疗方法廉价、低风险，而且不需要预约医生！这是个显而易见的选择，所以我很快就在线上订购了硫胺素（B1）。

我立即开始每天摄入2000毫克，不到3天我的平衡感就开始改善。一周内我就不再需要助行器了。我有了更多的能量，并且每天对自己的能力越来越有信心。三周内我又开始开车，并回到了瑜伽课。我找回了我的生活！我没有被'治愈'帕金森病，但我的生活质量大大提升了。这种疗法或许不能根治疾病，但它确实让患病的生活容易了很多。而且选择维生素而不是脑部手术是我做过的最好的决定之一。

我从2019年初开始服用B1。我尝试过不同的剂量，最高为每天3000毫克（让我感到太紧张），大约6个月的时间里我只服用1000毫克/天。最近我又回到了每天2000毫克，这对我来说似乎是最好的。

在服用了18个月后，我暂停了30天，就为了看看没有B1时我会怎样运作。大约3周我还好，然后帕金森病的症状开始回来——步伐蹒跚、平衡不稳和轻微的震颤。到了第四周，我的帕金森病症状变得更糟，所以我又回到每天2000毫克的剂量，几天内就又好了。

#10 来自菲律宾的玛丽娅写道…

我每天摄入2克B1。这真是改变了我的生活。我不再有痛苦、平衡问题、便秘、大脑迷雾或面无表情。我的书写有所改善，我现在可以在床上翻身、刷牙，还有一些其他症状消失了或有所改善。最好的是，在我的'停药'期间我现在也能正常运作。

#11 来自美国的芭芭拉写道…

我在2021年6月被诊断出病症。回想起来，我觉得我大概已经受苦大约12年了。12年前，我更换了双膝。然后今年，我又做了双膝的修复手术。此外，我今年摔跤导致需要做股四头肌修复手术。我想我一直将所有的僵硬都归咎于我的膝盖问题，但实际上这些可能是因帕金森症。我也有声音丢失和声音非常沙哑的问题。大约12年前，我也失去了嗅觉。

我大约三周前开始服用硫胺素治疗，立即感觉到了积极的效果。我成年期的整个生活中都受到抑郁症的折磨，并接受了抗抑郁药物治疗，但我发现从第二天早上开始我立刻感到心情轻松，不那么冷漠了。僵硬程度大大减轻，我有时甚至忘记自己患有帕金森症。

我先是每天服用500毫克，每隔一天增加500毫克，直到达到3500毫克。在这个量时，我感觉到疼痛和僵硬度增加，所以我减少到每天3000毫克。我认为这个增量速度比大多数人似乎要快，但目前这个剂量对我来说似乎有效。

#12 美国的卡拉写道…

我是一名退休的重症监护护士。可能是对这种"意外"治疗最怀疑的人。但对我来说，B1一直是一件幸事。我实际上是在2016年被诊断的，但至少在此之前的好几年就出现了症状。作为一名典型的护士，我忽略了症状，不愿意相信那是帕金森症，虽然我内心深处知道很可能就是。我的活动能力大大提高了，像刷牙、洗澡、烹饪、开车等活动都有所改善。我能用双臂和双手洗头发，这是非常了不起的。在开始高剂量硫胺素治疗前，我的右臂和手几乎失去了功能。我是左利手。我不再像以前那样拖着右脚走路了。我有了更多的能量。我不是100％好转，但我绝对好转了很多，很多，我会带着巨大的微笑接受这一切。我可以和我的孙女一起度过一天，阅读和玩游戏，而不会被他们说"奶奶摇晃"或是"奶奶因为帕金森病不能做这个、那个或其他事情"。我对我个人的结果感到无比欣慰。我永远感激并感谢这些美好的成果，也感谢这位分享了这一切的善良医生。

#13 来自意大利的乔治奥写道...

2009年，我在得到坏消息后左臂首次出现震颤，但此前已有小幅度的震颤发生。多年来它持续恶化。然后在2013/2014年，我的手臂震颤变得持续不断，我总是感到疲倦，工作起来很吃力，我有颈痛、轻微的坐骨神经痛、肌肉僵硬和面部表情呆板。然而，由于非运动症状，如便秘、频繁呕吐、头晕和食道烧灼感，因为食道裂孔疝，我没有把这些症状归因于帕金森病。所以直到2014年我才去看神经科医生。

我的第一位神经科医生给了我三次检查，脑部MRI、血液检查和多巴胺运输器（Dat-scan）扫描。我的Dat-scan结果不像健康人的那样。这时我在网上看到了科斯坦蒂尼医生的视频，并读到了他使用高剂量硫胺素盐酸盐（HCL）的情况，我把这些带给了我的家庭医生，他是个聪明的人。他看了视频，很快意识到它们的意义。他说："如果我是你，身患帕金森病，我会马上尝试这样的治疗，看看它是否有效并是否符合其承诺，因为它没有任何主要副作用，但之后要去看那位神经科医生，按照他的说法做"。他给了我6支100毫克的硫胺素盐酸盐（HCL）注射剂，并告诉我每周注射两次，并要小心过敏反应或荨麻疹。在看医生前我已经口服了几天硫胺素盐酸盐（HCL），但在第一次注射后肌肉僵硬开始消减，第二次后更是如此。注射之后，最明显的改善是在头几周内，因为然后你的精力恢复了，你活动得更多，心情更愉快，并触发了一个循环，身体上的改善导致情绪上的改善。

根据我的家庭医生的建议，我打电话给了科斯坦蒂尼的号码。让我惊讶的是，他亲自接了电话，并告诉我可以预约咨询，我预约了一个月以后，我和他进行了一次咨询，在这次咨询中，我进行了一整套的UPDRS测试，他还制作了一个短视频，用来记录随时间的进展情况。

那是2015年9月，从那以后的六年里，我几乎每周都会进行两次或三次100毫克的硫胺素盐酸盐（HCL）肌肉注射，除了偶尔晚上感到一些困难和不安，这些通过错过几次注射很快得到解决。B1的固定剂量是没有意义的。有时候我会休息一个星期，有时候我会觉得需要一周注射三次。这是通过使用它才会学到的东西。我根据这三个症状来调节自己：疲劳、激动、睡眠少。基本剂量保持每周两次100毫克。

科斯坦蒂尼医生在我接受硫胺素盐酸盐（HCL）治疗的同时，还加入了左旋多巴，解释说左旋多巴是互补的，对帮助剩下的大脑细胞减少多巴胺的生产是必要的。幸存的大脑细胞部分健康，部分正在死亡，还有一些正在逐渐走向死亡。硫胺素在能量水平上帮助了最后这两类，这解释了改善情况，但它不是治愈。这只是他所说话的简化版，为了进一步向我解释，他还画了一些草图。

六年过去了，我晚上有点僵硬，我的UPDRS评分也增加了一些，但只要我停止硫胺素的使用，我立即就能感觉到肌肉力量的差异，左旋多巴的功能也减弱了，我离不开B1。

两年半里我见了安东尼奥·科斯坦蒂尼医生4次。他是一位出色的专业人士，对病人非常了解，以至于他立刻就能理解你的状况。他将你视为一个需要帮助的人，而不仅仅是一个需要治疗的身体。科斯坦蒂尼医生非常积极乐观，并且发现这种治疗方法后，他希望尽可能地使用和推广它。当一个患者像我一样回来，并且变得更好时，他非常高兴。我认为他的基本动机是责任感和提供帮助。每次与他的会面，我都怀着巨大的希望和热情离开，确信我不会变得更糟，至少目前是这样。衷心感谢安东尼奥·科斯坦蒂尼医生及其团队。

#14 来自美国的Larry写道…

我发现科斯坦蒂尼医生是一位关心并且出色的导师，指导我进行B1体验。他总是在4-6小时内从意大利给我回邮件。大约需要4-5周的时间，B1疗法才开始见效。当它发挥作用时，我的孩子们问我"我是怎么治好我的帕金森病的"？那应该是4-5年前的事了。我最近无法获取我的B1供应，我的右手震颤又重新出现了。当Vita Cost那边的供应链问题解决后，我应该能恢复到之前的状态。我只能容忍服用胶囊。

#15 来自法国的Robert写道…

我的PD（帕金森病）感觉有点奇怪。所有的症状似乎在几次膀胱手术后一次性全部出现。医生们否认这之间有任何联系，但我有我的怀疑。无论如何，你能想到的症

状我几乎都有 - 姿势问题，肌肉疼痛，蹒跚行走，面无表情，孤立在自己的小世界，手抖，说话困难等等。

我发现了B1，并且过去两年每天摄入3克。变化太大了！我显然知道我有帕金森病，但改善是巨大的。

我的法国神经科医生不相信这可以有任何不同，即使我的测试在过去两年中显示没有任何退化。

我去了意大利，见了设计这个B1方案的团队成员之一，我计划每年去那里一次。

我的讲话不是很完美（取决于时刻），但如果情况保持稳定，我很满意。

#16 来自法国的Alayne写道…

2015年11月30日，我被诊断出患有PD（帕金森病），那时我54岁，这是毫无预警的，我几乎没有任何症状。我曾患有甲状腺功能减退症，因此体重增加，稍微变得僵硬并且动作慢了。（似乎这也是典型的PD症状）。我从事护理工作，有患有PD的客户，所以我对此病有些了解，但我的客户都是70多岁甚至更老，所以有时很难判断他们行动缓慢是因为PD还是年龄的原因。

我决定改变我的生活和忙碌的步伐。显然，我的工作必须放弃，因为我比很多只是年老需要帮助完成日常任务的客户病得还重。到了2016年9月，我从伦敦搬到了法国乡村，在那里我和我的三个儿子一起生活，并购买了一栋房子作为我的收入来源，而我第一次一个人生活！改变步伐是为了适应我自己。在抵达之前的六个月里，我减掉了大约28磅的体重，并重新开始跑步。

乡村生活非常体力活，我有两条狗。每天无论晴雨我都会散步两次，我有一个需要打理的大花园，自己种水果和蔬菜，冬天为我的壁炉劈柴。夏天我有个游泳池需要清洁等等，我也会游泳。

在我被诊断出PD之后的5分钟内，我被开了PD药物，但我决定等到我需要的时候再服用。2016年4月，我开始服用Azilect，因为我被告知它能保护大脑。到了2018年5月，我读到了科斯坦蒂尼医生使用硫胺素的研究，并看了一些他的视频。这些视频让我流泪。看到患者取得的显著改善非常惊人。

我制作了自己行走和谈话的视频，作为我研究B1是否有帮助的一部分。我详细记录了我的疼痛/不适/困难，以便在需要时参考，并且我经常更新我的日记条目 - 这对此很有帮助 - 这样我就能判断我的进步。我通过电子邮件与科斯坦蒂尼医生联系，他帮我确定了剂量等。我开始每天两次服用500毫克，目标是达到每天两次1500毫克 - 这是博士给其他患者的剂量。

我的改善几乎立即就看出来了，这太棒了。我甚至还有和科斯坦蒂尼医生说，他告诉我我失去了我的扑克脸，当我发给他新视频时。的确如此，我看起来年轻了，这极大地提升了我的士气。但是好坏参半。我一直没能把剂量调整好。我会停药几天或一个星期来"解毒"。重新开始时，我能感觉到我的身体放松下来，不再那么僵硬，这在一直很僵硬之后简直太神奇了，然后我慢慢地又会变僵，我的膝盖会变得"软弱"，不再挺直。我还会有非常厉害的出汗，和一种"燃料耗尽"的感觉。

我决定进行更长时间的解毒，然后以更低的剂量重新开始，并且更慢地增加剂量，我意识到我的剂量最终会远低于每天500毫克。这过程花了我超过一年的时间，但我知道从副作用来看，我是有反应的，所以这只是剂量调整的问题。

现在我已经按照我的剂量服用超过两年了——我一个星期服用1000毫克，分布在5天，所以就是周一到周五每天200毫克，周六和周日不服用。我发现休息的日子同样重要，否则我又得解毒了。如果我服用过量，我会有一种"心悸"的感觉，如果我需要B1，我的触发手指就会回来。确实需要非常精细的调整。

我想说，现在我的状态比很多年来都要好，甚至包括诊断前。由于体重增加，我没法跑步，灵活性也受到了限制。现在我参加瑜伽课，通过瑜伽和有意识的呼吸放松我的身体，我一个星期跑2-3次，我重新学会了游泳。当我到这里时，我的右臂变得如此虚弱以至于我无法在自由泳时把它举过头顶。我已经差不多两年没有跌倒了（我都记不得上次跌倒是什么时候了）。我又能写字了，虽然不漂亮，但好得多。我的右臂能起作用，参与各种任务（这很棒，因为我的左臂是不协调的）。我也能在厨房里跳舞。我感觉我变得更强壮了。

我动作慢，但这可能也是因为我很小心。我发现如果我试图做多任务，可能会出错，所以我倾向于精确，因此慢。我购物时使用拐杖，但那主要是因为人们会挤我，我的平衡如果我停得太快就会失调，拐杖让我可以毫不犹豫地快速推开。按照科斯坦蒂尼医生的指示，我在

2019年6月增加了缓释型多巴酚丁胺到我的方案中，一直保持每天2片——我的神经科医生想让我每天服用3片，我试过，但那太多了，会影响我的睡眠并重新带来出汗、恶心等症状。劳累不堪。我能够轻松停掉第三片药片，没有任何问题。我现在已经连续两年半服用同样的处方了，科斯坦蒂尼医生相信B1帮助保持药物剂量低，停止运动失调，我也祈愿它确实有效。

#17 来自亚利桑那州的Peggy写道…

我得了帕金森病已经三年了。最初我开始服用左多巴，但我不喜欢它让我感觉如何，所以我停止了服用。我决定做一些研究，寻找替代疗法，并且发现了科斯坦蒂尼医生的网页。我喜欢我所读到的，并决定尝试B1疗法。我从每天一粒500毫克的胶囊开始，逐渐增加到每天两粒500毫克的胶囊 - 早上一粒，下午一粒。我体验到的最大好处是消除了使人衰弱的疲劳。最近，由于我的疲劳症状的进展，我将剂量增加到每天2000毫克 - 早上两粒胶囊，下午两粒胶囊 - 我的疲劳再次消失了。我服用的品牌是Vitacost B1 盐酸盐（HCL）500毫克胶囊。

#18 来自美国的Roy写道...

我在2012年被诊断出来。四年前，我开始每天服用4克B1。自那时以来的积极改善 - 我没有运动迟缓（动作缓慢），我可以用刀切食物，我没有扣扣的困难，我现在可以不用电动牙刷就刷牙，我有更多的力气。上床和翻身变得更容易。我不再有便秘。帕金森症的进展已经停止，B1抑制了大多数运动和非运动症状。我现在已经进入诊断后的第9年，自从开始B1治疗以来，出乎我的神经科医生的意料，我没有跌倒过，一次也没有。

#19 来自新西兰的MJ写道...

我在2020年7月被诊断患有帕金森病。我的症状当时和现在还是相当轻微的。我主要的症状是左腿明显的震颤，步态冻结，左手手指僵硬，疲劳，我的左胳膊不摆动，而且我有大脑雾。我在2020年12月开始摄取维生素B1，首周30毫克，然后增加到一个月500毫克，接下来四个月1500毫克，一个月后是2克，然后是2.5克，因为我开始在我的左脚出现肌张力障碍，我的脚趾卷曲。自从诊断以来，我左腿上的震颤变得更频繁了，但并没有太多，所以这可能是因为我的B1剂量太高。大脑雾和能量水平有了显著的改善。在2.5克时肌张力障碍并没有改善，所以我停止了一周，然后以1.5克重新开始，并开始服用Magtein。然后肌张力障碍解决了。

我已经服用1.5克三个月了。对我来说似乎是一个不错的剂量。我体验到的改善主要是能量水平和大脑雾。我也不再有持续性的肌张力障碍。我的步态还是会冻结，但大部分时间没有那么明显。

#20 来自加拿大的 Fabrice 写道...

我母亲一年半前被诊断患有帕金森病。最初的症状是动作迟缓，左侧震颤，左腿麻木，抑郁，记忆问题等。我们首先尝试了麦草但她无法消化它（她有严重的与维生素 B12 自身免疫缺乏有关的胃炎）。她的症状在最初的六个月内变得更糟，只有锻炼似乎有所帮助。她被医生开了西那美特(Sinemet)，医生想要再加上卡比多巴(Carbidopa)。考虑到我父亲有严重的帕金森病（他在今年早些时候去世），她知道如果可能的话，她想要限制/停止药物治疗，所以增加西那美特和服用卡比多巴并不是她想要的。

维生素 B1（HCL）对她来说是个游戏规则改变者。我们开始使用 250 毫克，然后（大约每 3-4 天增加一倍）每次都要观察症状。现在她每天使用 1.75-2.25 克，并且我们开始注意到真正的效果大约在 1.5 克时。维生素 B1 恢复了她的能量，并解决了她的许多症状。

#21 来自美国德克萨斯州的帕吉特写道...

我在 37 岁时被诊断出来，现在 43 岁了。经过四位神经科医生才弄清楚我的问题所在。因为我的 MRI 检查结果一直正常，他们不得不进行基因检测。我每天三次各服用 1 片半（左旋多巴）。我开始使用 500 毫克的维生素 B1 一个月，我注意到我的手转动的情况有轻微改善。当我将剂量增加到 1000 毫克时，我的手转动得没那么厉害了，我的脚也停止了紧抓地面。我的医生想给我开更多的药，但我就是不想那么做，所以现在我每天服用 1500 毫克，我感觉很棒。我的妈妈有严重的震颤症，所以我也给她开始每天 500 毫克的 B1 用了一个月。之后我增加了她的 B1 剂量到 1000 毫克，她就不再震颤了。

#22 来自美国德克萨斯州的乔伊斯写道...

我被诊断在 2021 年 9 月 13 日。症状包括动作迟缓、僵硬、左腿震颤、抑郁、焦虑。在开始 HDT 疗法之前，我感到情绪上的痛苦。我尝试了口服 B1，但我的胃无法承受。幸运的是，我发现了黛芙妮关于舌下型式的帖子。目前我每天两次各服用 100 毫克的舌下型式。它帮助我控制焦虑和抑郁，它给我带来能量和力量，它还保持我的大脑敏锐，远离脑雾。

#23 来自美国肯塔基州的W安达写道......

我被诊断已经3年半了，只吃维生素B1。大约六个月前我做过了测试，包括推拉、记忆检查等，做得还算不错。我只有左侧轻微的震颤。我大约一年前开始服用500毫克的B1。维生素B1绝对帮助我避免了使用处方药物。

#24 来自美国威斯康辛州的克里写道……

我的丈夫患有帕金森病，刚刚在早餐时开始服用500毫克的B1。

他五年前被诊断出PD。迄今为止，B1的效果还不错。他的震颤减少了，声音变得更强，精力更旺盛，动作更加迅速，且再也没有便秘问题。

#25 来自瑞典的伊卡写道……

我是一位66岁的瑞典斯德哥尔摩男性。八年前被诊断出病情。我目前的药物治疗是600毫克的马多帕，200毫克的鹿角豆和1毫克的拉沙吉兰。我希望能减少药物剂量。我没有震颤，但我有一些运动障碍，不知道这是否因为多巴胺药物过多所致。

我已经用维生素B1硫胺素盐酸盐（HCL）大约两年了。我的剂量在每日1-2克之间。超过这个剂量似乎会让我感到紧张和不舒服。很难确切地说它给我带来了什么样的症状缓解。

无论如何，我已经使用硫胺素大约两年了，试图确定最适合我的剂量，并且对结果并不真正满意。然后我读到了黛芙妮关于舌下服用B1的信息。我买了舌下片（100毫克），现在已经吃了三天了。我惊讶地说，虽然时间不长，但我已经可以感觉到比口服B1两年更明显的积极效果。

我不认为这是想象或者是安慰剂效应。我现在精力充沛得多，身体也感觉正常多了。我感觉"一切系统正常"。对将来充满信心。

#26 来自丹麦的Rick写道……

我在2012年被诊断出来，并每天服用3次100/25剂量的左旋多巴药物。自去年复活节起，我开始服用硫胺素盐酸盐（B1 HCL），剂量从500毫克慢慢增加到我目前每天3克。结果有所起伏，但我的神经科医生认为我的运动能力有了很大的改善，尽管震颤更难以受到影响。

#27 Gail写道……

Jay在2021年12月29日，69岁时（在他70岁之前不到一个月）被诊断出来。他大约156磅重（不是个大个子）。

我必须道歉，因为开始的几个月我的记录不是很详细。这是我的第一条记录：2021年2月15日开始高剂量硫胺素

B1治疗，在早餐时1000毫克，在午餐时500毫克。他的焦虑明显增加了，左腿/脚震颤加剧。

我们让B1休息了几个星期。我们又以较低剂量重新开始。对不起，这里的情况有些复杂。我知道我们尝试了更低的 盐酸盐(HCL)剂量，降至每天两次500毫克甚至更低。（我只是没有保留很好的记录。）

Jay在重新开始服用B1前会停药5天到2周不等。

在3月份，我们让Jay开始服用硝酸硫胺素B1，并取得了很好的效果。然而，到了2021年4月14日，我让Jay停止服用硫胺素。

由于单硝酸盐 (B1 mononitrate)不是首选的B1维生素（硫胺素）类型，我不想犯错。

2021年4月17日，Jay开始使用Now Brand的B1维生素（硫胺素），每次只吃25毫克，在早餐和午餐时服用。我们停止使用是因为即使是这么低的剂量，他的焦虑和震颤也大大增加了。

2021年5月5日，Jay开始服用BariMelts B1维生素（硫胺素），每天两次，每次12.5毫克。

5月8日，我们决定让Jay在一周的5天里吃两片（总共25毫克），另外2天只吃一片（12.5毫克）。结果并不理想，焦虑和震颤太严重了。在剩下的大部分时间里，我们不断尝试硫胺素以找到正确的剂量和频率，最终得出的方案是星期一、星期三、星期五各服用12.5毫克；星期二/星期四各服用25毫克，周末不服用。这样的安排一直持续到六月份。某个时期我们还尝试了舌下吸收的B1维生素（硫胺素），但对他来说太强了。

2021年7月13日，Jay重新开始服用硝酸硫胺素单硝酸盐(B1 mononitrate)25毫克，每天两次。我在7月14日的笔记中写道："我们在散步和早餐时笑得很开心。他说他觉得早晨散步时感觉真的很好"。

所以，七月份我们终于找到了适合Jay的"正确类型"的B1以及正确的剂量。

关于硝酸硫胺素单硝酸盐(B1 mononitrate)，有不同的看法。这并不是科斯坦蒂尼医生给他的病人用的确切型态的B1，但真的有理由不使用这个吗？我不知道。我在healthunlocked论坛上"交谈"了解到一些知识丰富的人士帮助我解决了这些问题。我读到硝酸硫胺素单硝酸盐(B1 mononitrate)是水溶性的，但其他地方则说它不是。还读到你不应该超过一定的剂量。我所知道的是，这是适合Jay的B1形式，如果有不得超过的剂量，那么他的剂量就在这个量以下。

我们服用硝酸硫胺素单硝酸盐(B1 mononitrate)的计划是在早餐和午餐时各服用25毫克，并且每周完全跳过一天。偶尔如果我们有忙碌/疯狂的一天，他会跳过另一剂。25毫克的量是大约的，因为我必须把每片药切成四分之一，但它有效！！！

再说一件事，我认为我们用了五个月的时间才为Jay确定正确剂量的原因是因为他刚刚确诊，而且他个子不是很大。

如果有人想尝试一下这种B1类硝酸硫胺素，请自行研究并确保它适合您。

#28 来自瑞士的杰罗姆写道…

在互联网上发现了这种疗法后，我决定尝试一下，因为我的帕金森症状在恶化（便秘、吞咽困难、拖步、疲劳等）。因此，我从2021年6月开始从美国订购硫胺素粉末（Prescribed for Life）。我非常渴望使用这个产品，因为我对传统药物（Requip）不满意。购买了小型秤后，我就可以开始疗程了。治疗的前两周，我在清晨时服用500毫克，然后两周后在早餐前和午餐后各服用500毫克，持续一个月。我开始注意到微的变化，但并没有什么特别显著，这就是为什么我继续治疗的原因。因此，我又将剂量增加到每天总共1500毫克，又持续了一个月，然后每天2000毫克，分成两剂，持续4周。到了这个阶段，我感觉不舒服，不知道该怎么办。仔细考虑后，我停药一周，然后重新开始服用1000毫克。我简单地将之前的剂量减半了。到了10月底，当我突然觉得自己恢复活力，因为我又可以正常移动，没有缓慢感，我又可以正常吞咽，左手的手指也能活动了，我的平衡感也好了很多。我很高兴。然后几周后，我决定尝试B1舌下片，因为我需要改变；我从11月开始，然后12月继续，每天一片100毫克，但最近我感觉不太好，焦虑并且步行困难。现在我正在服用两片B1舌下片以感觉更好。这是解决方法吗，我不知道？也许您能在这个问题上帮助我。

笔者按语：我建议杰罗姆，他一天服用一片药物的症状恶化，很可能是过量的迹象，而不是增加剂量，他应该尝试减少剂量到每周六或五片。然而，他应该首先休息一下，以清除体内的B1过量。

#29 来自美国的安妮写道...

几个月前,我开始服用硫胺素盐酸盐(HCL) 补充剂。我起初每天服用500毫克,六周后增加到每天1000毫克,之后又过了六周,现在我每天服用1500毫克。今天我进行了年度神经学检查,医生说我的评分比去年的检查有所改善。我的疲劳感显著减少,焦虑也减少了。我变得更健谈、更有活力。我笑得更多了。我的震颤减轻,肌肉紧张度降低了,我弹钢琴也更流畅了。

#30 来自英国/母亲来自澳大利亚的阿希写道...

我住在英国,我的母亲住在澳大利亚。由于Covid,自2019年10月以来,我还没有机会回家访问,所以我所有的观察都是基于我们的日常电话交流。我母亲在2021年初被诊断出来,在一年的神秘疾病误诊为焦虑之后。一旦我们知道了'帕金森病'这个名字,我们就可以开始寻找答案。

我听说了B1,并且查看了科斯坦蒂尼医生的视频,并开始和妈妈谈论我所学到的。谢天谢地,妈妈同意尝试服用250毫克的B1盐酸盐,并随着时间的推移,我们增加到一度的1000毫克。我们尝试过700毫克和800毫克,到目前为止已经稳定在500毫克。这是妈妈感觉到疲劳减少,精力更旺盛,内部震颤减少的剂量。

我母亲的症状包括强烈的想要切掉左手或胳膊的感觉，以及严重的疲劳。她会躺下来放松身心。

尽管这些锻炼会有所帮助，但要恢复到某种正常状态却需要45分钟。现在有了B1，她几乎从不感到内部颤抖，并且肯定不想再移除任何肢体。这是一个巨大的变化。同样，她不再真正感到疲劳，并且回到了积极活跃的生活。

5. 总结

高剂量硫胺素疗法是一种巨大的益处。正如我们从已发布的研究和许多轶事报告中看到的，它已经使许多帕金森症状改善了70%，至少可以减缓，如果不是停止病情进展的话。无论帕金森病进展到哪个阶段，它也能改善症状。它费用不高（我每年的药片成本是8英镑），容易以各种形式获取，并且安全使用。

然而，疗法中确实有一个方面呈现出一些困难。如果剂量太低，就不会有任何改善，但是相反，如果剂量太高，它会导致症状暂时恶化。在第三章中，我已经尽可能清楚和详尽地描述了如何采用该协议，特别是如何识别过量的迹象，但我从个人经验知道，很难足够客观地看待自己的情况以始终对是否需要增加或减少剂量做出正确的决定。未来的研究可能会发现有助于预测适当剂量的方面。

目前，许多帕金森病患者正在尝试高剂量硫胺素，因为找到一个在疗法方面有经验的卫生专业人员是困难的，如果不是不可能的话。要使一种新的治疗方法被医学界接受，必须产生一个严格的、双盲的、安慰剂对照的、多基础的研究来支持假设。意大利团队已经计划了这样一项关于硫胺素和帕金森病的研究，但到目前为止，他们还没有成功获得进行研究所必须的资金。迫切需要找到这笔资金，并且需要神经学家、医生和帕金森病护士熟悉这种疗法。就在您阅读这本书的同时，许多人会被诊断出患有帕金森病，他们将面临一种将伴随他们余生的疾病，而且目前没有药物能治疗病因或者减缓其进程。作为一种辅助疗法，高剂量硫胺素提供了许多可以使这些患者生活更加轻松的潜在帮助。我们需要资金来支持这项研究，以便药物管理部门能批准这种疗法，然后可靠的医疗渠道可以监督正确使用疗法。

如果您愿意支持此类研究项目的资金，请前往gofundme网站。

附录

使用硫胺素时的症状改善

帕金森病论坛'治愈帕金森病'的成员们，可以在 https://healthunlocked.com/cure-parkinsons 上找到，他们在使用 B1 疗法时被要求列出他们注意到的任何改善。这里汇总了一些被提到的症状改善，并在标题下进行了整理。

非运动症状改变：

情绪

焦虑降低或消除

抑郁降低或消除

对未来的希望增强

挫折感大幅减少

情绪改善且情绪波动减少

恢复社交意愿

绝望感逆转

冷漠感减少或消除

<u>认知能力</u>

脑雾/专注力/清晰度提高达100%

注意力提高

记忆力增强

恢复失去的创造力

<u>嗅觉</u>

味觉和嗅觉恢复

<u>睡眠</u>

睡眠时间和质量均有改善

<u>身体功能</u>

肠胃问题改善

尿失禁和尿急降至接近零的水平

便秘显著减少或消除

<u>疲劳</u>

疲劳减少，能量水平提升，耐力增强

下班后有能力做事而不是直接回家睡觉

从剧烈运动和有氧运动中更快恢复

<u>疼痛</u>

所有区域的疼痛，包括颈部、背部、手臂、腿部、脚等减少或消除

运动症状改变：

<u>步态</u>

步态改善，手臂摆动恢复，拖步减少

能够不用助行器或手杖/步行棍行走

步行速度增快，稳定性增强，并且能够走更远的距离

腿部力量增强

拖脚和腿部减少

从不能行走到能够行走

弯腰姿态改善

<u>姿势不稳定性</u>

平衡和稳定性大幅改善

推测测试改善，反应更快速地恢复平衡

不再需要抓住东西来保持平衡

手部

手写/打字/使用鼠标的速度提高

使用手做之前不可能做的事情

再次能够轻松打响指

再次能够鼓掌

手部力量增强

总体运动

运动缓慢/动作慢的症状减少或消除

动作更流畅

在床上翻身更容易

上下床变得更容易

能够不靠帮助从坐姿站起，且轻松地完成

能够再次正常使用楼梯

僵直减少或消除

灵活性改善

协调性增强

僵硬性

减少了僵硬

眼神中又透出微笑

面部僵硬恢复正常

运动能力明显改善 肌张力障碍减少或消失

脚趾弯曲现象减轻

<u>震颤</u>

手、臂、腿、手指、脚趾、脚、头、嘴巴及下巴的震颤减少至接近零。

肌肉抽动减少或消失。

运动障碍最低程度降至零

<u>嗓音与吞咽</u>

改善了声音的响度、传播和清晰度

改善了吞咽能力和信心 减少了流涎或消除了这一症状

<u>其他</u>

幻觉减少或消失 肌肉痉挛减少

<u>总体</u>

显著减慢或阻止了疾病的进展

"有效时间"增长，"无效时间"减少

较起初诊断时的状态有所改善

能够继续工作，而非被迫退休

减少了炎症

整体感觉良好

减少了帕金森药物的剂量

感觉似乎现在有一个值得期待的未来，而不是健康和能力的衰退，有时甚至能忘掉自己患有帕金森病

参考文献

Bager P, Hvas C L, Rud C L, Dahleerup J F. (2021) Randomised clinical

trial: high-dose oral thiamine versus placebo for chronic fatigue in patients

with quiescent inflammatory bowel disease. Aliment Pharmacol Ther

2021,53(1);79-86. Doi;10.1111/apt.16166

Baker H, Frank O, Jaslow S P. (1980) Oral versus intramuscular vitamin

supplementation for hypovitaminosis in the elderly. J Am Geriatr Soc 28

(1); 42-45

Baum R A, Iber F L. (1984) Thiamine - the interaction of aging, alcoholism, and malabsorption in various populations. World Rev Nutr Diet,

44;85-116

Brandis K A, Homes I F, England S J, Sharm N, Kukreja L, DebBurman S

K. (2006) Alpha-synuclein fission yeast model: concentration-dependent

aggregation without plasma membrane localization or toxicity. J Mol

Neurosci 2006;28;179-191

Costantini A, Pala M I, Compagnoni L, Colangeli M. (2013) Case report:

High-dose thiamine as initial treatment for Parkinson's disease. BMJ Case

Reports. Published online Aug 28 2013. Doi 10.1136/bcr-2013-009289

Costantini A, Pala M I, Colangeli M, Savelli S, (2013 A). Thiamine and

spinocerebellar ataxia type 2. BMJ Case reports. Doi.org/10.1136/bcr-2012-

007302

Costantini A, Giorgi R, D'Agostino S, Pala M I. (2013 B). High Dose

Thiamine improves the symptoms of Friedreich's ataxia, BMJ Case Reports

doi.org/10.1136/bcr-2013-009424

Costantini A, Nappo A, Pala M I, Zapppone A, (2013 C). High Dose

Thiamine improves fatigue in multiple sclerosis. BMJ Case Rep.

2013:bcr2013009144. Doi: 10/1136-2013-009144

Costantini A, Pala M I. (2013 D). Thiamine and fatigue in inflammatory

bowel diseases. An open-label pilot study. Journal of Alternative and

Complementary Medicine, vol 19 no 8 pp 704-708.

Costantini A, Pala M I, Tundo S, Matteucci P. (2013 E) High Dose

Thiamine improves the symptoms of fibromyalgia. BMJ Case Rep.

doi:10.1136/bcr-2013-009019

Costantini A, Pala M I, Catalano M L, Notarangelo C, Careddu P. (2014 A)

High Dose Thiamine improves fatigue after stroke: a report of three cases.

Journal of alternative and complementary medicine vol 20, no 9, pp 683-685.

Costantini A, Pala M I. (2014 B) Thiamine and Hashimoto's thyroiditis. A report of three cases. Journal of alternative and complementary medicine vol 20, no 3, pp 208-211.

Costantini A, Pala M I, Grossi E, Mondonico S, Cardelli L E, Jenner C, Proietti S, Colangeli M, Fancellu R. (2015) Long-term treatment with High Dose Thiamine in Parkinson's Disease: An open-label pilot study. The Journal of Alternative and Complementary Medicine. Vol 21. Number 1222, 2015, pp 740-747 Doi. 10.1089/acm.2014.0353

Costantini A, Trevi E, Pala M I, Fancellu R. (2016 A) Thiamine and dystonia 16, BMJ case reports, 2016;bcr-2016-216721 doi: 10.1136/bcr-2016-216721

Costantini A, Trevi E, Pala M I, Fancellu R. (2016 B). Can long-term thiamine treatment improve the clinical outcomes of myotonic dystrophy type 1? Neural Regeneration Research, vol 11, no 9, pp 1487-1491

Costantini A, Laureti T, Pala M I, Colangeli M, Cavalieri S, Pozzi E, Brusco A, Salvarani S, Serrati C, Fancellu R. (2016 C). Long-term treatment with thiamine as possible medical therapy for Friedreich ataxia. J Neurol 263 no11:pp 2170-2178

Costantini A, Tiberi M, Zarletti G, Pala M I, Trevi E. (2018 A) Oral High Dose Thiamine improves the symptoms of chronic cluster headache. Case reports in Neurological Medicine Article ID 3901619 doi.org/10.1155/2018/3901619

Costantini A. (2018 B). High Dose Thiamine and essential tremor. BMJ Case Reports vol 2018;bcr2017223945. Doi 10.1136/bcr-2017-223945

Goedert M (2001). Alpha-synuclein and neurodegenerative diseases. Nat

Rev Neurosci 2(7);492-501. Doi.10.1038/35081564

Gold M, Hauser R A, Chen M F. (1998). Plasma thiamine deficiency

associated with Alzeimer's disease but not Parkinson's disease. Metab

Brain Dis. 13;43-53.

Jhala S S, Hazell A S. (2011) Modelling neurodegenerative disease

pathophysiology in thiamine deficiency: consequences of impaired

oxidative metabolism. Neurochem Int 2011;2013,248-260

Jimenez-Jimenez F J, Molina J A, Hermanz A et al. (1999) Cerebrospinal

fluid levels of thiamine in patients with Parkinson's disease. Neuosci Lett

271;33-36

Kordower J H, Olanow C W, Dodiya H B, Chu Y, Beach T G, Adler C H,

Halliday G M, Bartus R T. (2013) Disease duration and the integrity of the nigrostriatal system in Parkinson's disease. Brain Volume 136 Issue 8,

2419-2431. //doi.org/10.1093/brain/awt192

Lonsdale D (2006) A review of the biochemistry, metabolism and clinical

benefits of thiamine and its derivatives. eCAM 2006,3(1)49-59.

Doi:10.1093/ecam/nek009

Lonsdale D (2021) www.hormonesmatter.com/high-dose-thiamine-

parkinsons-disease/

Lu'o'ng Kv, Nguyen L T. (2012) Thiamine and Parkinson's disease. J

Neurol Sci 316;1-8

Lu'o'ng Kv, Nguyen L T. (2012) The beneficial role of thiamine in

Parkinson Disease: preliminary report. J Neurol Res 2:211-214

Lu'o'ng Kv, Nguyen L T. (2013) The beneficial role of thiamine in

Parkinson Disease. CNS Neurosci Ther 19(7); 461-468. Doi:

10.1111/cns.12078

Meador K, Loring D, Nichols M, Zamrini E, Rivner M, Posas H, Thompson

E, Moore E. (1993). Preliminary findings of High Dose Thiamine in

dementia of Alzeimer's type. J Geriatr Psychiatry Neurol. Oct-Dec;6(4);222-229 doi; 10.1177/089198879300600408.

Merkin-Zaborsky H, Ifergane G, Frisher S, Valdman S, Herishanu Y,

Wirguin I. (2001) Thiamine-responsive acute neurological disorders in

nonalcoholic patients. Eur Neurol 45;34-37.

Mizuno Y, Matuda S, Yoshino H et al (1994). An immunohistochemical

study on alpha-ketoglutarate dehydrogenase complex in Parkinson's

disease. Ann Neurol 35:204-210

Onodera K, (1987). Effects of decarboxylase inhibitors on muricidal

suppression by L-dopa in thiamine deficient rats. Arch Int Pharmacodyn

Ther 285;263-276

Parkinson J. (1817) An essay on the shaking palsy. J Neuropsychiatry Clin

Neuroscience 2002, 14:223-236. Discussion 2.

Pfeiffer R F. (2003) Gastrointestinal dysfunction in Parkinson's disease.

Lancet Neurol 2 (2);107-116

Poewe W, Antonini A, Zijlmans J C, Burkhard P R, Vingerhoets F. (2010).

Levadopa in the treatment of Parkinson's disease: an old drug is still going

strong. Clin Interv Aging, Sept 7;5:229-238. //doi:10.2147/cia.s6456.

Sjoquist B, Johnson H A, Neri A, Linden S. (1988) The influence of

thiamine deficiency and ethanol on rat brain catecholamines. Drug Alcohol

Depend 22;167-193.

Smithline H A, Donnino M, Greenblatt D J, (2012) Pharmacokinetics of

high dose oral thiamine hydrochloride in healthy subjects. BMC Clin

Pharmacol 2012;12:4

缩略词

HCL - 盐酸盐（氢氯酸）

HDT - 高剂量硫胺素

FSS - 疲劳严重程度量表

PD - 帕金森病

UPDRS - 统一帕金森病评分量表

有用的网站和地址

安东尼奥·科斯坦蒂尼博士的官方研究网站 -

https://highdosethiamine.org/

帕金森病统一评分量表 -

https://www.movementdisorders.org/MDS-Files1/PDFs/Rating-Scales/MDS-UPDRS_English_FINAL.pdf

https://www.mdapp.co/unified-parkinson-s-disease-rating-scale-updrs-calculator-523/

舌下含服的B1维生素可从以下网站购买 -

https://www.pureformulas.com/no-shot-b-1-100-mg-100-dissolvable-tablets-by-superior-source gofundme

https://www.gofundme.com/f/high-dose-thiamine-protocol

可从以下网站购买硫胺素注射剂 -

homoempatia.eu Versandapotheke Die Kosmos Apotheke Reform Inhaber

Sükrü Aydogan e.Kfm.

Reinhard-Mannesmann-Weg 3

39116 Magdeburg

传真: +4939172767729

电子邮箱: service@homoempatia.eu

致谢

我首先要感谢我的丈夫，大卫，过去六个月里他几乎见不到我，还热心地为我校对了这本书。

我也想感谢马可·科朗杰利（Marco Colangeli）和罗伯托·范切卢医生（Dr Roberto Fancellu），他们是科斯坦蒂尼医生（Dr Costantini）的密切同事，支持了这个项目，并且在需要时提供了信息。他们非常乐意验证我所编写的信息和我提供的建议，以确保这些内容与科斯坦蒂尼博士的实践保持一致。我还要感谢马可为这本书写了序言。

我还要向张晴（Christene Qing Strong）博士表示"非常感谢"，因为他将这本书翻译成了中文版。

我非常感谢众多维生素B1的用户，他们提供了自己的故事，为书中关于B1成功用于帕金森病的信息增添了内容。

最后，我要感谢Ex Libris Digital Press的邓肯·斯温德尔斯，他不知疲倦地帮助我准备手稿，以便出版。

关于作者

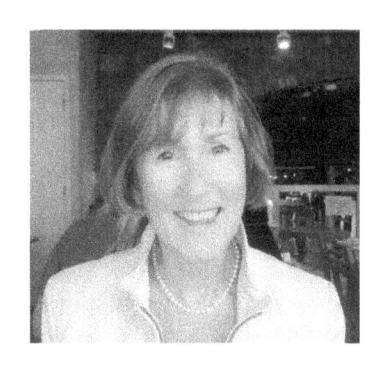

在2011年，意大利神经学家安东尼奥·科斯坦蒂尼医生开始用高剂量的B1治疗他的帕金森病患者。结果，他们的症状最多改善了70%，在他与他们合作的五年里，疾病没有明显进展。然而，医生和帕金森病护士中仍然缺乏对这种有价值疗法的认识。

本书面向帕金森病患者及其健康专业人士。它提出了理论和假设，以解释硫胺素对大脑的显著效果，讨论了研究高剂量B1对帕金森病患者影响的现有研究，并详细介绍了我们目前理解的，供患者和医生使用的治疗方案。

帕金森病是一种退行性疾病，因此神经学家、医生和帕金森病护士迫切需要了解这种疗法。这种治疗立即可用，相对便宜且安全，对我们许多人来说显著改善了生活质量。

遗憾的是，在2020年，科斯坦蒂尼医生死于Covid-19。然而，他的同事希望继续他的工作，设计了一个严格的研究项目，以更深入了解高剂量硫胺素对帕金森病大脑的影响。在主流医学采用这种疗法之前，需要进行这项深入研究。研究团队然而未能获得启动这项重要研究的资金。

本书的销售利润将用于为这项研究筹集资金的基金。如果您想支持这个重要的项目，请访问www.gofundme.com 并搜索"High Dose Thiamine protocol"。

黛芙妮·布莱恩(Daphne Bryan)与她的丈夫大卫以及她的两只鸡温妮和普住在苏格兰斯特灵郡特罗萨克斯边缘的一个村庄里。黛芙妮在2010年被诊断出患有帕金森病。B1疗法使她能够尽管被诊断出病情，仍然无限制地生活。这是她的第二本书，建议帕金森病患者如何减轻症状。